COMPTE-RENDU

DES OBSERVATIONS

FAITES

A L'HOTEL-DIEU DE LYON.

COMPTE-RENDU

DES OBSERVATIONS FAITES

à

l'Hôtel-Dieu de Lyon,

Du 1er octobre 1822, au 1er octobre 1824,

Lu en séance publique, le 4 Mai 1825,

PAR M. TROLLIET,

DOYEN DES MÉDECINS DE L'HÔTEL-DIEU,
VICE-PRÉSIDENT DU CERCLE LITTÉRAIRE, MEMBRE DE PLUSIEURS
SOCIÉTÉS SAVANTES.

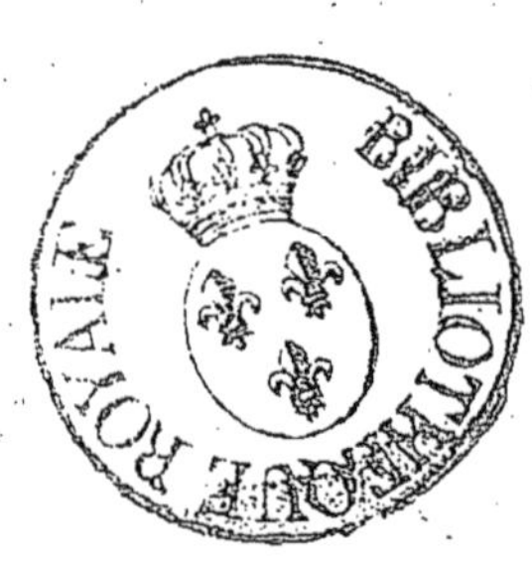

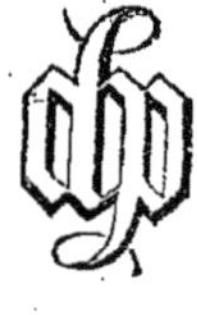

LYON.
IMPRIM. DE DURAND ET PERRIN,
IMPR. DES HÔPITAUX,
GRANDE RUE MERCIÈRE, N.º 49.

M DCCC XXV.

COMPTE-RENDU

DES OBSERVATIONS

FAITES

à l'Hôtel-Dieu de Lyon.

M ESSIEURS,

Nous ne venons point dérouler à vos yeux le tableau des félicités humaines; nous venons vous parler de l'homme pauvre, accablé de misères et aux prises avec la douleur. C'est pour entendre le récit d'une partie de ses infortunes, l'histoire de quelques-unes de ses maladies, que nous réclamons aujourd'hui votre attention.

L'histoire des maux qui affligent nos semblables offre toujours de l'intérêt, puisque c'est elle qui fait naître les sentimens généreux.

Le sort de l'homme qui ne doit son existence de chaque jour qu'au fruit de son travail, est digne de compassion ; accablé par l'âge, par les infirmités qui sont le triste partage de la faiblesse humaine, il n'a plus de ressource, plus d'alimens, plus d'asile. Le pauvre a peu d'amis ; il succomberait s'il ne trouvait dans cette maison de bienfaisance les secours que lui offre la charité chrétienne.

L'espérance seule l'accompagne sous le toit tutélaire d'un hospice ; heureux lorsque par les soins délicats d'un sexe qui sait compatir à ses maux, par des remèdes bien préparés et sagement administrés, il retrouve la santé, et avec elle une nouvelle vie.

C'est au médecin que le malade confie le secret de ses infortunes, les causes de son mal ; il met toute sa confiance dans ses soins, et toute son espérance dans son savoir. Le médecin sait que les devoirs de son ministère lui imposent l'obligation de plaider sans cesse la cause du malheur dont il connaît les besoins ; son cœur satisfait, lorsque sa voix est entendue, serait brisé s'il arrivait que pour le malheur du pauvre il ne fût point écouté. Triste spectateur des angoisses qui accompagnent les maladies, et des scènes déchirantes de la dernière heure, l'esprit du médecin n'est pas moins fatigué que son cœur. Obligé de porter son attention tour-à-tour sur toutes les causes d'une maladie, sur tous les organes plus ou moins troublés, sur tous les symptômes qui caractérisent le mal, sur les résultats des remèdes employés et sur les effets de ceux qu'il doit prescrire, il a à répéter les mêmes opérations pour cent malades confiés à ses soins.

Un travail aussi compliqué ne lui est plus permis s'il est distrait, s'il est contrarié, s'il est découragé; une simple distraction, un oubli, une faute, peuvent être funestes.

Ne pensez pas qu'il lui soit facile de se livrer au repos; le médecin est peu destiné à goûter les plaisirs de la vie. Après avoir respiré l'air impur d'un hôpital, d'un amphithéâtre, de nouveaux soins l'appellent : une mère désolée qui craint pour les jours de son enfant, une famille en larmes autour d'un père qu'elle doit perdre peut-être, l'attendent et comptent les minutes. Livré à de continuelles et tristes méditations, à peine goûte-t-il quelques instans de repos. Telle est la vie du médecin. Les succès qu'il obtient, et que souvent on lui dispute, sont ses plus douces jouissances.

C'est vers les malades confiés à nos soins que je vais reporter votre attention.

Pendant les deux années que comprend ce compte-rendu, trente mille cent soixante-treize malades ont été reçus à l'Hôtel-Dieu; la proportion des morts est à peu près de un sur neuf et demi.

Je ne répéterai pas ce que j'ai dit dans le compte-rendu que j'ai eu l'honneur de vous lire, il y a deux ans, sur les causes générales des maladies, et sur les moyens de guérison qui sont à notre disposition. Les causes sont à peu près les mêmes; cependant, depuis cette époque, de nombreuses constructions se sont élevées sur une colline au nord de la ville; les personnes qui l'habitent respirent un air pur, et sont moins sujettes aux maladies que celles qui peuplent les quartiers sombres situés dans la plaine humide.

Nos moyens de guérison ont aussi éprouvé quelques changemens favorables, et dans ce moment l'administration s'occupe d'améliorations propres à garantir les malades de l'humidité et du froid glacial qui règnent dans les salles pendant l'hiver.

Je vais tracer le tableau général des maladies qui ont régné à l'Hôtel-Dieu pendant ces deux dernières années, aidé par les observations que nous ont transmises ceux de nos collègues qui ont rempli les intentions de l'administration.

Une telle matière est aride pour un discours, quelle que soit son importance; aussi aurai-je besoin de toute votre indulgence.

DOCTRINE DES TISSUS ADOPTÉE DANS LE COMPTE-RENDU.

Avant d'exposer les observations que nous avons recueillies, et les réflexions qui les accompagnent, nous devons faire connaître la doctrine que nous avons adoptée dans ce compte-rendu. Bien qu'elle soit le fruit de nos méditations et de notre expérience, nous la livrons au tribunal sévère de l'opinion des hommes. Nous ne sollicitons aucune grâce pour les erreurs que nous aurions pu commettre, parce que nous mettons, avant tout, l'intérêt de la vérité, qui est aussi l'intérêt de la science.

De toutes les bases que l'on peut choisir pour fonder une doctrine, la physiologie nous paraît la plus mobile. Elle est séduisante sans doute; mais que d'explications hypothétiques, admises et rejetées tour-à-tour, la composent! Que d'hypothèses ont été imaginées pour expliquer la digestion, les mouvemens du cœur, les phénomè-

nes de la respiration, et surtout l'action mysté-
rieuse des nerfs! C'est de ces explications hypothétiques que sont nées les doctrines humorales,
chimiques, mécaniques, remplacées par le vi-
talisme et le solidisme qui a enfanté à son tour
la doctrine du spasme, celle de Brwn, celle du
controstimulus et celle de l'irritation.

La physiologie est en grande partie l'histoire
des erreurs médicales. Elle n'est point une science
nouvelle ; le jeune médecin qui le penserait sur
la parole du maître, serait comme l'enfant qui
croit apercevoir les bornes de l'horizon.

L'anatomie est une science plus exacte. La connaissance des tissus organiques, appliquée à l'étude des maladies, nous a paru la base
la plus invariable d'une bonne doctrine. Nous examinerons donc dans les organes quel tissu élémentaire est affecté ; car tous ne le sont ni en
même temps, ni au même degré.

Dans l'estomac que nous prenons pour exemple, tantôt c'est la fibre musculaire comme dans
le vomissement, tantôt c'est le tissu nerveux
comme dans la cardialgie, tantôt ce sont les vaisseaux capillaires comme dans l'inflammation, tantôt c'est l'action des follicules muqueux, tantôt,
enfin, ce sont les exhálans ou les absorbans nutritifs comme dans divers genres de désorganisation.

Toutes ces maladies diffèrent comme les tissus affectés ; ce serait donc une grande erreur de ne voir qu'une même irritation : entité qu'on ne saurait définir, ontologie qui ne permet à ses partisans de n'admettre qu'une seule maladie, qu'un seul remède.

Pour nous, l'irritation est l'action exaltée d'un tissu : or, elle ne peut être toujours inflammatoire ; la fibre musculaire est irritée dans le vomissement, la fibre nerveuse dans la cardialgie, les vaisseaux capillaires dans l'inflammation, et ainsi de suite.

Ces irritations des tissus élémentaires peuvent exister isolément, ou être réunies en nombre plus ou moins grand ; elles peuvent n'exister que dans une petite partie, ou s'étendre davantage. (Nous n'admettrons que ce que l'observation seule nous aura démontré.)

L'action des tissus n'est pas toujours exaltée, elle peut être affaiblie ou irrégulière.

Dans un grand nombre de maladies, nous voyons un tissu exalté, tandis que l'action d'un autre tissu est affaiblie ; les fièvres nous en offrent de fréquens exemples : on aurait, dans ces cas, autant de raison de dire qu'un organe est affaibli, que de prononcer qu'il est irrité.

Les causes des maladies agissent plus spécialement sur quelques tissus. Les unes excitent ou affaiblissent la contraction musculaire, d'autres excitent les nerfs et produisent la douleur; celles qui irritent les vaisseaux capillaires font naître l'inflammation, etc. ; un grand nombre agissent sur plusieurs tissus différens, et aussi d'une manière différente.

Les tissus altérés présentent des phénomènes sensibles qui se rapportent à chacun d'eux; quel que soit le mode d'altération, il est des signes qui font connaître le siége, l'étendue et la nature de la maladie.

Les médicamens exercent, comme les causes des maladies, une action spéciale sur les tissus; il en est qui provoquent ou apaisent le vomissement, d'autres calment la douleur, d'autres augmentent ou diminuent l'action des vaisseaux capillaires, des vaisseaux sécréteurs, des vaisseaux exhalans, etc.

La doctrine des tissus qui donne la connaissance des maladies, rend leur traitement plus rationnel. Elle repousse toute hypothèse et ne reconnaît pour guide que l'observation.

Les considérations rapides que nous venons d'émettre, nous obligent à rejeter les expressions qui n'ont point un sens précis, telles que celles d'irritation de l'estomac, d'irritation des intestins, d'irritation des poumons : elles trompent en faisant supposer que tous les tissus de ces organes sont également irrités; elles nuisent en ce qu'elles font admettre un mode uniforme de traitement, qui pourrait devenir funeste.

Nous allons faire l'application de cette doctrine des tissus, en examinant les maladies dans les diverses régions.

MALADIES DE LA TÊTE.

La membrane séreuse qui enveloppe le cerveau et qui pénètre dans les ventricules, peut être attirée dans son tissu capillaire où l'inflammation développe la rougeur, et dans ses vaisseaux exhalans et absorbans, ce qui produit l'accumulation de la sérosité.

CERVEAU.

Arachnoïde.

(Nous ne connaissons point les effets de la diminution de l'action du système capillaire, quoiqu'elle puisse exister.) Son action augmentée est l'irritation des vaisseaux capillaires, constitue l'inflammation, la frénésie, l'arachnitis.

Trouble de l'action de ses vaisseaux capillaires.

Cette maladie, qui s'est fréquemment offerte à notre observation, se manifesta à la suite d'une frayeur qu'eut un maçon de vingt-neuf ans, en

Irritations. Arachnitis.

travaillant au haut du mur d'une maison élevée à un septième étage. Il éprouvait des étourdissemens lorsqu'il était parvenu à une aussi grande élévation; la crainte, chaque jour renouvelée du danger qu'il courait, fit naître des douleurs de tête et le délire. Transporté à l'Hôtel-Dieu dans la salle St-Jean, il était dans un délire continuel, quelquefois violent; son visage était coloré, ses yeux brillans, la peau chaude, le pouls fréquent et dur; la poitrine et l'abdomen n'étaient le siége d'aucun symptôme particulier. Son délire prenait souvent un caractère analogue à la cause de la maladie; il répétait sept à huit fois : « Je tombe, » en penchant la tête sur l'un des bords de son lit. Soumis à un traitement antiphlogistique, le délire cessa au septième jour; il me dit alors que la frayeur de tomber du haut du mur avait été la seule cause de sa maladie. Nous eûmes le bonheur de le guérir; mais il paraissait peu disposé à reprendre une occupation aussi périlleuse.

Une fille de vingt-neuf ans, qui présentait ce caractère singulier, que toute une moitié inférieure de son corps était de la blancheur des albinos, tandis que l'autre moitié était brune comme les régions supérieures, reçut un coup violent à la tempe droite; elle éprouva d'abord les symptômes

d'une inflammation de l'oreille, ensuite ceux de
l'arachnitis. Le docteur Pointe, qui nous a communiqué ce fait, employa le traitement antiphlogistique le plus énergique; les symptômes se
dissipèrent, et la guérison fut complète.

La dénomination de cette maladie et les résultats de l'autopsie sembleraient faire croire
qu'elle réside dans l'arachnoïde exclusivement;
c'est un vice inhérent aux nosologies d'ailleurs
indispensables. La pulpe du cerveau est essentiellement affectée, ainsi que le prouvent l'action immédiate de la cause et les symptômes, qui
ne sont que le résultat du trouble de ses fonctions; mais elle ne laisse aucune trace visible de
son altération, quoique ce soit cette altération
de la pulpe nerveuse qui constitue tout le danger,
et non un peu plus ou un peu moins de sang
dans les petits vaisseaux d'une membrane.

Nous avons vu bien souvent de la sérosité ac-
cumulée dans les ventricules du cerveau, ou
épanchée à sa surface. Ici tout est obscurité.
Nous ne pouvons dire si elle est due à un excès
d'exhalation ou à un défaut d'absorption. Pendant
la vie aucun signe ne nous indique d'une manière certaine le moment où l'épanchement com-

Épanchement de sérosité. Hydrocéphale.

mence, ni ses progrès ; ce n'est que lorsqu'il succède à l'inflammation, et lorsque le cerveau comprimé par le fluide épanché perd son action, que nous pouvons le présumer. Si l'épanchement n'est précédé d'aucun signe d'inflammation, rien ne peut le dévoiler, si ce n'est l'autopsie ; c'est ce que nous ont confirmé quelques exemples d'apoplexie séreuse que nous rapporterons ailleurs. Aussi la médecine n'offre-t-elle point de ressource contre cette maladie.

La pie-mère nous a souvent offert ses vaisseaux gorgés de sang, et son tissu infiltré de sérosité, présentant un aspect gélatineux. Adhérente à la lame interne de l'arachnoïde, et formée par un tissu analogue, les maladies de ces deux membranes se confondent ; les nosologistes ne les distinguent point, et les mêmes considérations leur sont applicables.

Encéphale.   Dans la substance du cerveau, nous ne connaissons que la pulpe cérébrale et les vaisseaux capillaires sanguins qui la traversent. Les exhalans et les absorbans nutritifs y sont démontrés par les phénomènes de la nutrition, communs à toutes les parties organisées.

L'action altérée de ces quatre tissus élémentaires constitue toutes les maladies du cerveau.

C'est aux troubles de l'action de la pulpe nerveuse que se rapportent toutes les lésions des
fonctions de l'intelligence, toutes les altérations
de la sensibilité et de la contraction des muscles
volontaires.

Le seul afflux du sang dans les vaisseaux capillaires ne produit que les phénomènes de la congestion cérébrale. Lorsque l'irritation des vaisseaux capillaires se lie au trouble d'action de la
pulpe nerveuse, les phénomènes qui en résultent
sont infiniment variés; ils signalent l'inflammation, le ramollissement ou la suppuration; le sang
est souvent épanché dans l'apoplexie sanguine.

C'est aux exhalans et aux absorbans nutritifs
que se rapportent les formations de tumeurs et
les destructions partielles, telles que les ulcérations; nous en avons vu des exemples.

L'anatomie et la physiologie n'indiquent rien
de plus. Le voile qui couvre l'action physiologique de la pulpe cérébrale, dérobe à nos regards
les altérations qu'elle éprouve dans les maladies;
elles ne laissent après elles aucune trace; les
phénomènes extérieurs seuls guident le médecin
dans la classification de ces maladies, et cette
classification, purement arbitraire, est d'un faible
secours.

Toutefois nous allons parcourir ces différentes maladies, et exposer quelques-unes des observations que nous avons recueillies.

Convulsions. Délire. Le mot irritation est un de ceux dont on a le plus abusé. Dès qu'il y a convulsion ou délire, on dit que le cerveau est irrité. L'irritation, qui est l'action exaltée d'un tissu, est évidente dans les convulsions violentes et dans le délire furieux; mais dans le délire calme, l'excitation n'est pas plus grande que dans l'état naturel; seulement les actes de l'intelligence ne sont plus dirigés par la raison, le jugement n'existe plus; il y a donc diminution ou cessation d'action de la portion du cerveau dans laquelle le jugement réside.

Dans les contractions irrégulières qui ne sont point violentes, il y a seulement absence de volonté; les convulsions ne sont que des contractions irrégulières indépendantes de la volonté.

Le délire léger et les convulsions faibles qui précèdent l'agonie dans des sujets affaiblis, la danse de St-Guy, la catalepsie indépendante de l'inflammation, ne nous paraissent pas l'effet de l'irritation.

L'idée que l'on a d'une maladie exerce une grande influence sur le traitement. Ce n'est point aux saignées abondantes et aux débilitans que cèdent ces maladies, c'est aux antispasmodiques, qui sont plus ou moins excitans; leur mode d'action, comme la nature de la maladie, nous échappe; leur emploi, quoique empirique, est consacré par l'expérience, et adopté par les médecins de toutes les opinions.

Dans le mémoire de notre collègue, le docteur Brachet, sur les convulsions, couronné par une société de médecine de Paris, les antispasmodiques sont indiqués comme les moyens de guérison dont l'expérience ait le plus confirmé l'efficacité, lorsqu'il n'y a pas de complication.

La catalepsie a existé dans plusieurs de nos malades, tantôt comme symptôme principal d'une altération de l'action cérébrale, tantôt comme symptôme secondaire de l'hystérie, de la fièvre cérébrale ou d'une phlegmasie de l'encéphale. *Catalepsie.*

Un enfant de dix ans, qui avait éprouvé une forte contrariété, fut apporté dans une salle du docteur David, pendant le cours de l'automne 1822. Il était dans un état complet de catalepsie, sans mouvemens autres que ceux que l'on imprimait à ses membres, qui conservaient l'attitude qu'on leur donnait, sans connaissance; les yeux étaient ouverts, le teint pâle et la respiration à peine sensible.

Les rubéfians furent promenés sur les extrémités; des frictions avec l'éther sulfurique furent
faites; on prescrivit les boissons antispasmodiques; par ce traitement la maladie fut entièrement dissipée.

Dans cette observation, la catalepsie paraît
avoir été produite par un simple trouble de l'action nerveuse. Nous l'avons vue se mêler aux
symptômes d'une inflammation aiguë chez un
homme de vingt-six ans, d'une forte constitution,
qui avait subi plusieurs traitemens mercuriels. La
guérison fut obtenue par l'emploi des moyens
antiphlogistiques.

Elle était liée à une phlegmasie chronique de
l'encéphale chez un meunier de vingt-neuf ans,
d'une très forte constitution, à la suite d'une chute
et d'une inflammation aiguë. Dans ce malade, la
catalepsie, qui a été pendant plusieurs semaines
le symptôme prédominant, alternait avec un délire taciturne et des douleurs à l'occiput, accompagnées de fréquens priapismes. Après plusieurs
mois d'un traitement infructueux, les parens de
ce malade le retirèrent sans aucune amélioration
dans son état.

Lorsque l'épilepsie est causée par une simple
affection morale, par la frayeur, elle paraît en-

core n'être que le résultat d'un trouble de l'action Épilepsie.
nerveuse ; c'est tout ce qu'on peut apercevoir ;
alors elle est susceptible de guérir. Nous pour‑
rions en citer un grand nombre d'exemples ; nous
nous bornerons à rapporter le suivant :

Un jeune homme de vingt-trois ans, atteint d'é‑
pilepsie depuis cinq ans, entra dans une salle du
docteur David au mois de décembre 1822. Les at‑
taques se répétaient plusieurs fois par semaine, et
même plusieurs fois par jour ; elles se manifestaient
inopinément sans être précédées d'aucun symptô‑
me qui pût avertir le malade ; il tombait et perdait
subitement connaissance, ce qui faisait présumer
que la cause résidait dans le cerveau même. La
saignée fut employée plusieurs fois dans le cours
du traitement ; un cautère fut établi au bras ; on
prescrivit des boissons antispasmodiques et des
médicamens de même nature, dans lesquels en‑
traient la poudre de feuille d'oranger, l'huile
animale de Dippel et le sulfate de Zinc.

Les attaques diminuèrent d'intensité, devin‑
rent moins fréquentes et cessèrent entièrement.
Depuis ce temps elles n'ont point reparu.

Nous avons employé le nitrate d'argent dans
le traitement d'un épileptique, pour lequel les
moyens les plus variés avaient été mis en usage

depuis un grand nombre d'années par plusieurs médecins. Nous ne fûmes pas plus heureux. L'emploi de ce moyen donna lieu à deux observations assez importantes pour être rappelées. La première a trait à la dose à laquelle ce remède fut employé. Donné d'abord à un quart de grain, incorporé dans des pilules, il fut porté, par gradation, jusqu'à la dose de cinq grains par jour. Il en faudrait moins pour altérer l'intégrité de l'estomac, si le nitrate d'argent ne subissait aucune décomposition. Nous avons donc lieu de croire qu'il est décomposé par la double affinité de l'acide nitrique pour les substances végétales, et de l'oxyde métallique pour quelques élémens immédiats des végétaux.

La seconde observation se rapporte aux effets du remède. Le malade commençait à manger avec un peu moins d'appétit, lorsque nous cessâmes l'emploi du nitrate d'argent. Ses plus grands effets se dirigèrent sur la circulation ; le pouls devint fort et un peu plus fréquent, la peau se colora, et toute la face était d'un rouge bleuâtre intense. Ceci confirme la remarque déjà faite, que l'administration du nitrate d'argent donne naissance à la cyanose ou maladie bleue.

Hydrophobie. L'hydrophobie est une maladie nerveuse tellement distincte de la rage , dont elle n'est qu'un symptôme , qu'il n'y a que l'ignorance qui puisse les confondre.

La première est souvent produite par une affection morale; elle n'est point contagieuse, et le plus souvent elle se guérit en peu de jours. La rage est toujours, dans l'homme, causé par l'inoculation d'un principe rabifique; elle est contagieuse; constamment elle est mortelle en quelques jours.

Un dessinateur, âgé de soixante et onze ans, entra à l'Hôtel-Dieu vers la fin d'avril 1823 ; il avait été mordu à la jambe, au travers des vêtemens, par un chien qu'il crut enragé : il appliqua de la salive sur la petite plaie, qui fut bientôt cicatrisée.

Fatigué de la route qu'il venait de faire à pied, il éprouva quelques douleurs de tête avec pesanteur ; sa cicatrice, qui s'était un peu enflammée, était douloureuse.

Cet homme, qui avait de l'instruction et l'imagination vive, fut alarmé par l'idée de la rage dont il crut apercevoir les premiers symptômes ; il tomba dans la tristesse et le découragement. Ses yeux étaient animés, son regard exprimait la crainte; la peau était sèche, le pouls petit et dur; la respiration courte était entrecoupée de soupirs;

il ne goûtait qu'un sommeil interrompu par des rêves sinistres. L'aversion pour les liquides se manifesta ; leur aspect lui causait une secrète horreur, dont il ne triomphait qu'avec peine ; la lumière, le bruit et tout ce qui s'agitait autour de lui, le fatiguait. C'est dans cet état que nous l'avons vu.

Le docteur David, aux soins de qui il était confié, chercha à ramener la tranquillité dans son esprit en le persuadant qu'il n'avait rien à craindre ; il calma le moral et employa les moyens propres à combattre l'irritation nerveuse.

Des sangsues furent appliquées autour de la cicatrice sur laquelle un vésicatoire fut placé. Les frictions mercurielles, l'infusion de mélisse et de feuilles d'oranger avec de l'acétate d'ammoniaque, les laits d'amandes, les potions antispasmodiques, les bols de camphre, de musc et de nitre, furent employés.

Le malade prit des bains, des lavemens émolliens, et fut soumis à un régime approprié. Le calme se rétablit, et la guérison d'une irritation nerveuse, que la frayeur avait accrue, fut complète.

Apoplexie. L'apoplexie est caractérisée par la cessation subite des mouvemens volontaires, des fonctions de l'intelligence et de l'action des sens. Elle est causée le plus souvent par la compression qu'exerce sur la substance cérébrale le sang qui afflue dans les vaisseaux, ou qui s'épanche.

Ce n'est pas là sa cause unique cependant, ainsi que l'ont pensé quelques médecins, qui probablement avaient peu lu l'excellent ouvrage de *Morgagni*. Nous avons vu, dans une femme de trente-cinq ans, qui paraissait à peine indisposée, l'apoplexie produite par un épanchement de sérosité qui distendait les ventricules du cerveau, et qu'aucun signe n'avait fait présumer; c'est l'apoplexie séreuse, décrite par l'illustre auteur que nous venons de citer.

Une troisième variété est celle qui ne laisse après elle aucune trace des causes qui l'ont fait naître. Nous avons encore eu occasion de l'observer; on peut lui conserver le nom d'apoplexie nerveuse.

Les fièvres intermittentes apoplectiques, que nous avons vu disparaître après l'administration du quinquina, se rapprochent de cette variété.

L'observation qui a fait établir ces trois variétés vient confirmer les avantages de la doctrine des tissus. Ces variétés ne diffèrent que parce que trois tissus différens sont affectés.

C'est donc à tort que, dans ces derniers temps, on a proposé de n'appeler apoplexie que celle qui est causée par le sang épanché ou accumulé dans les vaisseaux.

Rien ne dévoile d'abord la nature de la maladie : ses symptômes extérieurs sont les seuls caractères qui puissent guider le médecin; il ne peut attendre l'autopsie pour caractériser le mal.

Paralysie. La paralysie qui succède à l'épanchement sanguin, ne se dissipe qu'après la résorption du caillot, par le rétablissement de l'action du cerveau.

L'extrait alcoholique de noix vomique a été fréquemment employé avec succès dans cet hôpital, pour combattre cette paralysie. Notre collègue, le docteur Ozanam, nous a transmis quatre observations d'hémiplégie guérie par ce remède porté à la dose de cinq grains par jour. Souvent nous l'avons aussi employé dans les salles confiées à nos soins; nous avons remarqué qu'à une époque trop rapprochée de l'invasion de la maladie, il produisait une excitation nuisible sur le cerveau. Dans une période plus avancée, il nous a paru agir d'une manière spéciale, non-seulement sur les muscles volontaires, mais encore sur les fibres musculaires de l'estomac, dont l'action était augmentée ; les malades mangeaient davantage et digéraient aisément.

Quelques paralytiques auxquels on n'avait point administré ce moyen, ont guéri par l'emploi d'un traitement rationnel. Le docteur David a guéri l'hémiplégie, suite d'apoplexie sanguine, par l'application des sangsues à l'anus, par l'usage des moyens propres à maintenir la liberté du ventre, et en prescrivant d'une manière modérée les toniques et les stimulans.

Les violentes contusions de la colonne verté- Paraplégie.
brale portent quelquefois leurs dangereux effets sur la moelle épinière, et paralysent les muscles des régions inférieures du corps. Nous avons vu, dans ces cas, la médecine fumigatoire rétablir les mouvemens et opérer la guérison. Un jeune homme de dix-neuf ans fit une chute sur le dos en descendant un escalier ; il ressentit des douleurs aiguës dans la région lombaire et à la région dorsale. Les extrémités inférieures furent paralysées ; les urines étaient rendues involontairement. Les sangsues furent appliquées ainsi que les cataplasmes émolliens ; on prescrivit les bains et des frictions ; on eut recours aux vésicatoires et au moxa. Ce traitement fut employé pendant un mois sans succès. Le malade entra,

le 13 juillet 1824, dans la salle du docteur Ozanam. Ses jambes et ses cuisses avaient considérablement maigri; il ne pouvait se tenir debout ni marcher; couché il n'éprouvait aucune douleur; il était sans fièvre, mangeait avec appétit et digérait bien.

Le docteur Ozanam prescrivit les douches de vapeurs humides aromatiques sur la région affectée, puis les douches de vapeurs sèches aromatiques et sulfureuses à mi-corps. Le malade était transporté dans le bel établissement du docteur Rapou, où ces moyens étaient employés avec soin. Au bout de huit jours, il acquit de nouvelles forces. Ce moyen salutaire continua à être administré tous les deux jours. Dans les intervalles, on faisait frictionner fortement la colonne vertébrale avec le liniment volatil camphré, puis avec l'éthérat d'opium. Les membres inférieurs reprirent de la nourriture et de la force; le malade put marcher et aller seul à l'établissement fumigatoire. Il sortit de l'Hôtel-Dieu le 22 août, parfaitement guéri. Les douches avaient rétabli l'action de la moelle épinière.

Le docteur David nous a communiqué l'observation suivante. Un homme de trente-quatre ans, d'une forte constitution, était atteint, depuis dix-huit mois, d'une paraplégie, suite d'une chute sur le sacrum ; il avait de plus, un ulcère siphilitique, fistuleux et fort étendu à la cuisse droite. Lorsqu'il entra à l'Hôtel-Dieu, il ne pouvait se tenir debout sans appui ; ses membres inférieurs étaient froids, secs et décolorés. Divers moyens furent vainement tentés pendant un mois contre la paralysie et contre l'affection vénérienne. Alors le docteur David prescrivit les bains de vapeurs par encaissement entier et à mi-corps ; les vapeurs, d'abord aromatiques, puis soufrées et mercurielles, les douches hydrosulfureuses dirigées sur le sacrum et les nerfs sciatiques, furent employées pendant cinq semaines. Bientôt le malade put marcher et se rendre seul à l'établissement fumigatoire. La liqueur de Van Swieten et les boissons sudorifiques étaient employées en même temps. L'ulcère s'est cicatrisé, la paralysie s'est totalement dissipée. Au bout de trois mois le malade est sorti de l'hôpital parfaitement guéri.

Dans le nombre des malades traités et guéris par la méthode fumigatoire, le docteur David signale encore une paralysie du bras droit, qui a promptement cédé à l'action des douches de vapeurs.

Il est dans l'ordre général de la nature que les êtres vivans se nourrissent d'autres êtres organisés, appartenant au règne végétal ou au règne animal, comme si la destruction était nécessaire à l'entretien de la vie. Ce n'est pas seulement après la mort que mille insectes semblent se former comme par une génération spontanée, ainsi qu'on le pensait avant Réaumur et Spallanzani, pour dévorer le corps de l'homme en putréfaction; nos organes sont encore leur proie dans le cours de l'existence; le cerveau lui-même subit cette loi commune. Des êtres animés se forment dans sa substance, s'y établissent et y vivent : telles sont les hydatides, que l'on y trouve quelquefois en grand nombre. Comment pénètrent-ils dans un organe que protège l'enveloppe osseuse dans laquelle il est placé? On l'ignore : la circulation paraît la seule voie par laquelle leurs germes puissent y pénétrer.

Marie Laforêt, âgée de cinquante-cinq ans, malade depuis cinq mois, entra à l'hôpital le 3 janvier 1824, dans un état de faiblesse générale très marquée. Sa respiration se faisait avec peine; elle éprouvait de fréquentes palpitations; son ventre était tuméfié et ses jambes infiltrées. Au milieu du désordre général, le cerveau semblait seul remplir

ses fonctions ; celles de l'intelligence étaient in-
tactes ; il n'y avait ni trouble des sens, ni paralysie. La malade expira le lendemain de son entrée.

A l'autopsie, on trouva une grande quantité
de sérosité dans les plèvres et dans le péricarde
adhérent dans quelques points, un tubercule
suppuré dans les poumons, les deux ventricules
du cœur dans un état anévrismatique, le péritoine plein de liquide séreux, l'estomac ulcéré,
et les intestins enflammés.

Le cerveau présenta, dans son parenchime, environ trente hydatides à la partie supérieure et à
la partie antérieure de l'un et de l'autre hémis-
phère. Il y en avait une dans la moelle alongée.

Les unes avaient le volume d'un petit pois,
d'autres celui d'une amande. Chaque hydatide
était une vésicule remplie d'un fluide roussâ-
tre, transparent, qui laissait apercevoir dans un
point un corps vermiculaire blanc, adhérent à
un prolongement membraneux légèrement brun
et rentré dans la vessie. Ce ver nous paraît être
le cysticerque ladrique que M. *Laennec* a vu
dans le cerveau de l'homme.

Il est remarquable que le cerveau, comprimé
par un aussi grand nombre d'hydatides, ait pu
continuer à exercer ses fonctions. Cela tient sans

doute à la lenteur avec laquelle leur développement s'est opéré.

MALADIES DU COU ET DE LA POITRINE.

Goître.   Deux malades se sont présentés dans les salles confiées à mes soins, avec le goître d'un volume tel que la trachée artère, fortement comprimée, ne donnait que difficilement passage à l'air; ils étaient ménacés de suffocation.

Le premier était un jeune homme de vingt-un ans. Un broncocèle d'un volume considérable, au-devant et à droite de la trachée artère, rendait la respiration sifflante et laborieuse; le visage était rouge et livide. Une toux fréquente et la maigreur faisaient craindre le développement de la phthisie. Des sangsues furent appliquées sur les deux côtés de la tumeur. Des frictions locales furent faites tour-à-tour avec un liniment légèrement ammoniacé, avec l'extrait de ciguë délayé, et avec la pommade d'hydriodate de potasse. L'iode fut administré, sous forme de pilule, à la dose d'un demi-grain par jour. La tisane de veau et de chicorée, et le sulfate de soude à dose laxative furent prescrits. Après un mois et demi la tumeur était diminuée de plus de moitié; le vi-

sage cessa d'être livide , la respiration était facile
et la toux avait cessé. Impatient de reprendre le
cours de ses travaux , le malade sortit de l'hôpital avant la résolution complète de la tumeur.

Une femme, âgée de trente-cinq ans, se présenta
dans notre salle avec une tumeur semblable et les
mêmes symptômes; seulement la suffocation était
moins imminente et la toux moins forte. Nous
bornâmes chez elle notre traitement aux frictions
faites le matin et le soir, avec un gros d'hydriodate de potasse au liniment d'ammoniac et d'huile
de jusquiame, et à l'usage des boissons délayantes. Au bout d'un mois le volume de la tumeur
fut moins grand; la peau qui la recouvrait cessa
d'être tendue et lisse, elle se rida ; la respiration était naturelle. La malade se crut suffisam-
ment guérie pour sortir de l'hôpital.

L'observation suivante est celle d'un cancer
guéri par un traitement médical.

Marie Semet, fille âgée de vingt-trois ans, d'une
forte constitution, était tombée dans un puits cinq
ans avant son entrée à l'Hôtel-Dieu, et s'était frac-
turé une jambe et trois côtes; elle perdit connaissance pendant huit jours. Guérie des premiers accidens, elle conserva au côté gauche de
la poitrine, où les côtes étaient fracturées, une

Cancer au
sein.

douleur suivie d'un engorgement et d'un abcès considérable qui suppura pendant deux mois. Il resta au sein une tumeur douloureuse depuis trois mois ; la glande mammaire s'engorgea, devint dure et squirrheuse ; les douleurs devinrent lancinantes, la tumeur s'abcéda, et plusieurs ouvertures se formèrent au sein. Entrée à l'Hôtel-Dieu, elle était sur le point de subir l'opération du cancer, lorsque tout-à-coup, en mangeant, elle fut atteinte le 13 mai d'une paralysie précédée d'un engourdissement avec céphalalgie. Le côté gauche fut privé du mouvement ; la sensibilité n'était point éteinte ; la malade ne pouvait parler et n'avalait que difficilement. On renonça à l'opération, et on la transporta dans les salles de médecine le 17 mai 1823. Le visage était coloré ; la malade, qui entendait, faisait de vains efforts pour répondre aux questions qu'on lui adressait.

Le professeur l'Allemand nous ayant communiqué ses observations de guérison du squirrhe de l'utérus, par l'application réitérée des sangsues sur la région qu'occupe l'organe malade, nous employâmes cette méthode que réclamait une double indication. La limonade et les cataplasmes émolliens sur le sein furent prescrits ; le 19, douze sangsues furent appliquées d'abord aux cuisses. Le 22, je fis appliquer seize sangsues sur le côté gauche de la poitrine, autour du sein malade; les boissons délayantes furent continuées. Le 28, un égal nombre de sangsues fut appliqué dans la même partie. Le 30, la malade commença à articuler quelques mots; la déglutition devint plus facile; le sein était moins douloureux, son volume avait diminué. Le 31, seize sangsues furent encore placées autour du sein; les mouvemens du bras se rétablirent, et la parole devenait chaque jour plus facile; la jambe gauche conserve de la faiblesse. Le 16 juin, on applique autour du sein douze sangsues qui donnent beaucoup moins de sang que les précédentes. La liberté du ventre a été maintenue par des lavemens laxatifs; les boissons délayantes et acidulées, les émulsions, sont employées. Le sein, entièrement dégorgé, n'est plus douloureux; il commence à se cicatriser. La malade marche aidée d'une béquille. Vers la fin du mois, la guérison du sein est complète; la malade commence à marcher sans béquille; peu de temps après elle demande à quitter l'hôpital.

Malgré le succès inespéré que nous avons obtenu dans une aussi grave maladie, nous sommes loin de penser qu'un semblable traitement puisse guérir tous les cancers du sein. Il en est qui sont rebelles à tous les genres de traitement, et trop souvent la chirurgie a reconnu l'inefficacité même de l'opération. C'est dans les cancers, par cause extérieure, que l'opération est couronnée de succès, et alors ne pourrait-elle pas être remplacée avec avantage par la méthode de traitement que nous avons employée ? Nous avons lieu de croire que, si la maladie résiste, les succès de l'opération sont bien douteux.

Deux choses paraissent établir la différence qui existe entre les cancers susceptibles de guérison et le cancer incurable : 1.º la nature de la cause, 2.º les tissus affectés.

1.º Dans le cancer qui est produit par une cause extérieure, le tissu nerveux et le tissu vasculaire sont affectés, l'inflammation se développe, amène la suppuration, les abcès, les ouvertures fistuleuses. On peut espérer la guérison en détruisant l'inflammation, comme dans l'exemple cité.

2.º Si une cause intérieure, quelle que soit sa nature, toujours difficile à apprécier, affecte les vaisseaux nutritifs, trouble leur action, il y aura désorganisation ; tantôt des végétations se forment, tantôt il y a destruction d'une partie de l'organe. Alors les évacuations sanguines sont impuissantes, et après l'opération les végétations cancéreuses repullulent.

Les maladies de poitrine dominent dans nos salles pendant les saisons froides; dans l'été, au contraire, les maladies du ventre sont les plus communes.

Nous allons parcourir successivement les maladies des parois de la poitrine, celles des poumons et celles du cœur.

La pleurodynie et les nevralgies thorachiques sont celles que nous avons eu le plus souvent occasion d'observer.

La pleurodynie a été fréquente dans les temps Pleurodynie froids et secs; en cela nos observations sont d'accord avec celles de *Baillou* qui les vit en si grand nombre, pendant trois mois consécutifs d'un froid rigoureux. Le mois de décembre 1822 est celui qui nous en a présenté le plus; pendant sa durée, le vent du nord domina, la température fut froide et sèche, le thermomètre s'était abaissé à 7° au-dessous de zéro.

Lorsque la pleurodynie existait seule, elle cédait facilement à un traitement rationnel; mais elle n'était souvent que le prélude d'une inflammation plus profonde; elle devenait alors une maladie infiniment grave. Ce mois a été l'un des plus meurtriers.

Les névralgies ont été observées le plus communément sur les femmes d'une constitution nerveuse; quelques-unes ont long-temps résisté aux moyens que la médecine leur oppose. Cette maladie est l'une de celles qui font le plus sentir les avantages de l'exercice; les personnes qui mènent une vie active et laborieuse l'éprouvent rarement; elle n'affecte que les personnes qui mènent une vie sédentaire, dont le système nerveux est facilement ébranlé par les affections morales vives, et qui accroissent sa susceptibilité par des soins mal calculés; chez elles la plus légère impression de froid suffit pour faire développer des vives douleurs. Cette maladie est d'autant plus pénible que son retour est facile, et qu'elle est souvent fort difficile à guérir.

PLÈVRE. La plèvre, qui se partage entre les parois de la poitrine et les poumons, peut être altérée dans ses nerfs et ses vaisseaux sanguins, dans l'exhalation ou l'absorption dont elle est le siége, et dans sa nutrition.

Sa couleur diaphane et son insensibilité pourraient faire douter de la présence des vaisseaux sanguins et des nerfs, si l'état pathologique ne venait la dévoiler. La rougeur de l'inflammation suffit pour démontrer l'existence des vaisseaux sanguins dans les membranes séreuses, et la douleur y démontre les nerfs, seuls organes qui la transmettent au cerveau.

Nous ne connaissons point de maladies de la plèvre, dans lesquelles ces deux tissus élémentaires soient affectés isolément; toujours ils sont irrités simultanément dans l'inflammation; les irritations nerveuse et vasculaire sont les deux élémens de toute inflammation; elles peuvent exister cependant à des degrés variés : ainsi nous avons observé des pleurésies avec douleur excessive, bien que les autres signes de la phlegmasie fussent modérés; alors, par l'administration de l'opium conseillé par d'habiles praticiens, et de légères évacuations sanguines locales, nous avons obtenu une guérison facile. L'action des remèdes, comme les connaissances anatomiques et physiologiques, guident le médecin dans la distinction des lésions des tissus élémentaires. L'irritation nerveuse est bien moins grande dans la pleurésie latente.

A la suite des pleurésies, les productions organisées que nous avons observées indiquent l'action exaltée des exhalans nutritifs, comme la destruction de la membrane par les ulcérations indique l'action exaltée des absorbans nutritifs.

On ne peut douter que l'épanchement de fluide puriforme, qui succède à l'inflammation, ne soit le résultat de l'action augmentée des vaisseaux exhalans; mais nous ne savons si l'hydropisie de poitrine qu'aucune inflammation ne paraît avoir précédée, dépend de l'excès d'exhalation où du défaut d'absorption : on ne donne sur cette question que des conjectures. Quoi qu'il en soit, on ne saurait trop recommander l'emploi de la scille et de la digitale pourprée. C'est à l'aide de ces remèdes, unis aux boissons diurétiques, que nous avons guéri un grand nombre d'hydropisies de poitrine.

POUMONS.

Pneumonie. Les symptômes de la pneumonie se rapportent tous à l'afflux du sang dans le parenchyme des poumons, et à une exaltation de sensibilité; ils indiquent que dans cette maladie, comme dans toutes les inflammations, deux tissus élémentaires sont spécialement le siége de l'irritation, le tissu vasculaire et le tissu nerveux.

Ici encore, tout est subordonné aux tissus élémentaires et aux considérations anatomiques. Les vaisseaux capillaires sanguins dominent dans le parenchyme des poumons. Dans la pneumonie, les symptômes les plus nombreux sont l'effet de l'afflux du sang, et dans le traitement, le moyen le plus efficace est la saignée, si la maladie est assez forte pour inspirer des craintes. La doctrine anatomique est donc le guide le plus sûr et le moins conjectural que le médecin puisse adopter.

Parmi les nombreux exemples de pneumonie qui ont été observés dans cet hôpital, nous citerons les suivans. Le premier est celui d'un prêtre attaché maintenant à l'Hôtel-Dieu, et recommandable par le zèle qu'il met à consoler les malades.

M. Albert, âgé de vingt-cinq ans, d'une constitution peu forte, s'était fatigué la poitrine en prêchant pendant le carême de l'année 1822; il toussait fréquemment. Dans une cérémonie religieuse qui eut lieu le jour de Pâques, il eut extrêmement chaud, sua abondamment et but plusieurs verres d'eau fraîche. Bientôt une toux violente se déclara; et il tomba malade. Entré dans la salle Saint-Jean le 16 avril, il eut des frissons, de la fièvre, de la difficulté à respirer; La toux fréquente fut accompagnée d'une expectoration d'abord muqueuse, ensuite de crachats écumeux et mêlés de beaucoup de sang; une douleur profonde et pungitive se faisait sentir à la base de la poitrine. Je prescrivis une forte saignée, l'application des sinapismes aux jambes, et une boisson mucilagineuse.

Le second jour et le troisième, il éprouva les mêmes symptômes et une sueur abondante: mêmes boissons. Le quatrième jour, la douleur diminua, les sueurs étaient moins fortes, la fièvre moins intense et le pouls plus souple. Au cinquième jour, M. Albert était mieux. Une aile de poulet que la sœur de la salle lui fit manger malgré la diète prescrite, renouvela la fièvre et le crachement de sang. Je prescrivis une seconde saignée légère et l'application d'un vésicatoire au bras; l'inflammation diminua, les crachats ne furent plus sanguinolens. Je permis de légères crêmes de riz, et je fis donner de l'eau d'orge coupée avec du lait. La guérison fut prompte, et la convalescence courte. M. Albert reprit aussitôt les fonctions de son ministère.

Nous avons vu, dans la pneumonie, l'irritation s'étendre à d'autres tissus et dans d'autres organes; sa gravité est en raison de l'étendue de l'irritation et de l'importance des organes malades.

Dans le traitement de la pneumonie, le docteur Ozanam a employé avec succès le tartre stibié à des doses susceptibles de produire, non pas le vomissement, mais seulement des nausées, après les évacuations sanguines convenables, ainsi que cela se pratique en Italie. Ce moyen perturbateur est efficace, ajoute le docteur Ozanam, soit qu'il agisse par révulsion, soit qu'il provoque une sécrétion pulmonaire abondante.

Le docteur Polinière a employé les purgatifs à la manière de M. Husson, dans plusieurs cas de pleuropneumonie. Claude Noël, âgé de vingt ans, passementier, d'une constitution grêle, délicate, ayant la peau blanche et les épaules étroites, entre à l'Hôtel-Dieu le 1.er juillet 1824. Sa maladie est au quatrième jour. Il présente les symptômes suivans : céphalalgie intense, étourdissemens; face vultueuse, anxiété extrême; langue rouge sur les bords, sèche et avec enduit saburral épais vers le centre; respiration laborieuse et très courte, suffocation; point pleurétique au côté droit; la totalité du thorax de ce côté ne rend absolument aucun son par la percussion; crachats muqueux, rouillés, sanguinolens; peau chaude avec moiteur, mais avec sentiment de frissons dans le dos, soif ardente, pouls plein, fort et très fébrile. Prescription : Saignée de seize onces; immédiatement après, quinze sangsues sur le point douloureux ; deux lavemens émolliens ; tisane pectorale miellée, eau de gomme, looch blanc, diète. Le sang tiré par la saignée se coagule en totalité, et se couvre d'une couenne blanchâtre épaisse. Les piqûres des sangsues font peu couler de sang.

Le cinquième jour, mêmes symptômes. Prescription : Saignée de seize onces, quinze sangsues sur le point pleurétique, deux lavemens émolliens, boissons pectorales. Les sangsues ont produit peu d'effet. Amélioration sensible ; mais vers le soir, exaspération des symptômes. Troisième saignée de seize onces ; amélioration, sueurs, sommeil dans la nuit.

Sixième jour, l'amélioration se soutient ; mais l'expectoration est toujours sanguinolente, et la respiration gênée. Quatrième saignée de seize onces. Le sang est pris en gâteau avec couenne grisâtre comme dans les saignées précédentes, ensuite deux larges vésicatoires camphrés aux mollets.

Septième jour, la nuit a été bonne ; l'amélioration augmente ; sueur, expresion calme et naturelle de la face ; les ailes du nez se dilatent moins dans l'acte respiratoire, mais le côté droit du thorax ne donne aucun son par la percussion.

Huitième jour, rien de remarquable. Lait coupé avec l'eau d'orge pour nourriture. Neuvième jour, deux vésicatoires camphrés aux bras. Dix, onze, douze et treizième jour, même état, même traitement; absolument aucun son du côté malade. Prescription : Boisson pectorale ; purgatif composé avec le sirop de nerprun et l'huile de ricin, de chaque six gros ; évacuations alvines abondantes et bilioso-muqueuses.

Quatorzième jour, la résolution de l'engorgement pulmonaire s'est opérée pendant la nuit. Les deux côtés du thorax résonnent presque également. Respiration naturelle. Convalescence franche.

Comment une inflammation aussi violente, ajoute le docteur Polinière, a-t-elle pu se développer tout-à-coup chez un sujet faible, peu sanguin, menant une vie sédentaire? Comment la diathèse sanguine a-t-elle pu s'établir au point, que plus de quatre livres de sang obtenues par la saignée ont été toujours également riches en fibrine? cependant la ténacité de la maladie est telle, que le poumon, après avoir été menacé d'hépatisation aiguë, paraît disposé à devenir le siége d'une pneumonie chronique. C'est pour prévenir cette dégénérescence que le purgatif

employé révulse l'irritation sur le tube intestinal, et détermine la résolution dans le parenchyme du poumon.

Dans deux pleuropneumonies bilieuses, après
une seule saignée, le docteur Polinière a employé chaque jour le sirop d'ipécacuanha à la
dose d'une once dans un julep huileux, suivant
la méthode de M. Petit de l'Hôtel-Dieu de Paris;
la résolution s'est opérée par cet autre mode de
révulsion qui produit seulement quelques légères vomituritions, et tient le ventre libre sans
avoir une action décidément purgative.

La fièvre de la pneumonie, comme celle qui
accompagne toutes les inflammations, est le résultat de cette loi établie par l'expérience seule,
qu'un tissu élémentaire affecté réagit sympathiquement sur les parties éloignées du même tissu.
L'irritation des vaisseaux capillaires réagit sur le
cœur, comme l'irritation des nerfs réagit sur le
cerveau.

Phthisie. L'altération du tissu lymphatique des poumons produit la phthisie tuberculeuse si commune dans nos climats. Les grandes salles où
règne un froid glacial pendant l'hiver, sont funestes aux phthisiques; aussi avons-nous conseillé à ceux qui avaient la faculté d'habiter la

campagne, de fuir une atmosphère froide et humide.

La suppression du lavage des salles, si funeste pendant les saisons froides, et l'établissement des tuyaux de chaleur, sont des améliorations importantes que la médecine vient d'obtenir de l'administration actuelle.

Les recherches que nous avons faites sur les phthisies, nous ont fait adopter l'opinion de M. *Laënnec* plus consolante que celle de Bayle, sur la possibilité de la guérison des tubercules.

Nous ne confondons point la phthisie tuberculeuse qui tient à une désorganisation des ganglions lymphatiques avec les suppurations que cause la pneumomie chronique, ni avec cette inflammation chronique des bronches, qui succède au catarrhe. Quoique ces diverses maladies aient été confondues sous le nom générique de phthisie, elles n'ont ni le même siége, ni la même cause, ni la même nature.

L'idée d'une irritation inflammatoire dans la phthisie tuberculeuse pourrait être funeste aux phthisiques déjà affaiblis par la maladie et par le concours de diverses causes débilitantes ; les saignées trop répétées ne seraient pas alors sans danger.

De toutes les maladies auxquelles sont exposés les habitans d'une cité froide, humide, souvent enveloppée de brouillards, il n'en est pas de plus commune que le catarrhe pulmonaire. Une classification est utile, sans doute, pour aider la mémoire; mais nous ne devons pas oublier que toute classification des maladies est arbitraire, que dans celles qui paraissent les plus parfaites, des maladies différentes sont réunies; le catarrhe en est une preuve : simple dans le vieillard, il n'est qu'un accroissement de sécrétion de mucosité, sans irritation nerveuse ou vasculaire; dans le catarrhe aigu d'un autre âge, il y a au contraire irritation nerveuse et vasculaire, et la sécrétion muqueuse est presque nulle dans la première période. Aussi quelle différence dans le traitement! L'évacuation sanguine, utile dans la dernière, serait funeste au vieillard que tourmente un catarrhe habituel.

De là la nécessité de distinguer les tissus élémentaires affectés. Tantôt le tissu nerveux est seul irrité, comme dans la toux qu'on nomme nerveuse et qui est quelquefois le produit d'une irritation sympathique; telle est la toux que cause l'excitation de la membrane du tympan, et qui fait éprouver une sensation pénible dans les

bronches. Tantôt les nerfs et les vaisseaux capillaires sont également le siége de l'irritation, c'est
le catarrhe inflammatoire, dans lequel l'excitation se propage ensuite aux follicules muqueux;
enfin, ces follicules sont seuls irrités dans le catarrhe habituel des vieillards, qui est sans inflammation et qui n'est produit que par une sécrétion abondante de mucosité.

Nous nous dispensons de rapporter des exemples de ces diverses variétés, dont nous avons pu
observer toutes les nuances et tous les degrés.
C'est lorsqu'une longue irritation se propage aux
ganglions lymphatiques, que le catarrhe dégé-
nère en phthisie tuberculeuse.

Il est d'autres maladies des organes de la respiration que les médecins de l'Hôtel-Dieu ont eu
occasion de traiter; telles sont l'angine de poitrine, l'asthme et la coqueluche. Les limites que
doit avoir ce discours, ne nous permettent pas
d'en rapporter des exemples; nous nous bornerons à quelques réflexions relatives à la doctrine
que nous avons admise.

Que la cause primitive de l'angine de poitrine
réside dans les poumons, dans le cœur ou dans
l'estomac, selon les diverses opinions émises, les
symptômes qui la caractérisent se rapportent à

un trouble de l'action nerveuse et de la fibre musculaire ; telles sont la sternalgie et la constriction angoissante de la poitrine.

Il en est de même dans l'asthme nerveux dont la cause plus permanente paraît résider dans les poumons, spécialement dans le système nerveux. Nous croyons que la maladie que l'on a appelée *asthme humide*, n'est qu'un symptôme d'une variété de catarrhe, et l'asthme sec, un effet fréquent de la dilatation du cœur ; l'autopsie nous l'a plus d'une fois confirmé.

L'ouverture des corps d'enfans qui avaient succombé à la coqueluche, nous a montré des traces d'inflammation dans les bronches et dans l'estomac ; un d'eux avait aussi le péricarde très enflammé et recouvert de matière puriforme. Si le tissu vasculaire offre seul des traces de son irritation, celle des autres tissus nous est rendue sensible par les phénomènes qui leur appartiennent ; ainsi la toux convulsive tient à l'irritation musculaire ; les mucosités expectorées ou rendues par le vomissement, dépendent de l'irritation des follicules muqueux.

Plusieurs fois dans cet hôpital nous avons eu occasion de voir des maladies aiguës terminer des maladies chroniques. Le docteur Levrat nous

a communiqué deux exemples de coqueluche ter-
minée par la variole.

Les maladies du cœur, si bien décrites par Cor- CŒUR.
visart, existent toujours en assez grand nombre
dans les salles de l'Hôtel-Dieu; l'hydropéricarde
et l'anévrisme sont les plus ordinaires.

La membrane séreuse du péricarde s'est offerte
à nos regards, altérée dans ses divers tissus élémentaires. Elle est le siége d'un excès d'exhalation ou d'un défaut d'absorption, dans l'hydropéricarde. Ses tissus nerveux et vasculaire sanguin
sont irrités dans la péricardite; ses exhalans et
ses absorbans nutritifs sont exaltés dans les ulcérations et dans les granulations que nous avons
eu occasion de voir plus d'une fois.

L'hydropisie du péricarde, plus fréquente dans
un âge avancé, n'est pas toujours au-dessus des
ressources que la médecine présente; nous l'a-
vons combattue avec succès par l'usage com-
biné de la digitale et de la scille. La première de
ces substances, qui a sur la seconde l'avantage
de modérer les mouvemens du cœur, n'est pas
facilement supportée par un estomac irritable
lorsqu'elle est administrée en poudre, et le
temps altère sa préparation sous forme de tein-
ture. Nous avons évité ce double inconvénient en

prescrivant son infusion à la dose de dix grains,
dans quatre onces d'eau édulcorée avec le sirop
scillitique , et en faisant prendre chaque jour
deux ou trois cuillerées ordinaires de cette infusion dans une petite tasse d'infusion de fleurs de
mauves. C'est le mode d'administration de la digitale pourprée dont nous ayons obtenu les plus
heureux effets.

La péricardite est une des plus dangereuses
inflammations dont l'homme puisse être atteint.
Quoiqu'elle soit ordinairement mortelle en peu
de jours , nous avons eu cependant le bonheur
de la voir guérir sous l'influence du traitement
antiphlogistique, uni à la digitale pourprée qui
modérait les battemens du cœur.

Dans les exemples où les malades avaient succombé, l'autopsie nous a montré tantôt une rougeur plus ou moins vive , quelquefois livide de
la membrane séreuse du péricarde ; tantôt une
exudation albumineuse puriforme ; d'autre fois
une ulcération qui l'avait détruite en partie ;
dans d'autres cas, des adhérences partielles. L'ad-
hérence totale que nous avons eu occasion d'observer, et que nous pensons avoir été un mode
de guérison d'une ancienne péricardite, est un
de ces exemples qui ont pu faire croire à quel-

ques anatomistes anciens que cette membrane pouvait ne pas exister.

Je rattacherai à ce que je viens de dire de cette maladie, le fait suivant : Une jeune dame éprouva une douleur aiguë dans la région du cœur. Sa mère, extrêmement alarmée, vint me prier d'aller la voir, en me disant avec une sorte de désespoir qu'elle était atteinte de péricardite, maladie qu'elle savait être ordinairement mortelle. Arrivé auprès de la jeune dame que je trouvai aussi effrayée que sa mère, je demandai comment elles pouvaient savoir que la maladie était une péricardite. On me montra l'*Avis au peuple* de Tissot qu'elles avaient lu. La douleur aiguë qu'il indique, dans la région du cœur, comme un des signes caractéristiques, existait, et le terrible pronostic ne leur avait point échappé ; mais la douleur de ma malade n'était qu'un point pleurétique. Je m'efforçai de les rassurer, en leur faisant connaître l'erreur qu'elles avaient commise. Quelques sangsues appliquées sur le point douloureux, des cataplasmes émolliens et les boissons calmantes opérèrent la guérison en peu de jours. Elles connurent le danger de lire des ouvrages de médecine, et promirent de profiter de la leçon.

Les mouvemens du cœur que le médecin in-
terroge en touchant le pouls , éprouvent des
changemens dans l'état de santé et dans les maladies des différens organes. Ces changemens sont
remarquables dans les fièvres , dans les inflammations , dans les maladies nerveuses ; ils diffé-
rent dans les affections des organes de la tête ,
de la poitrine et de l'abdomen , et le médecin ne
saurait négliger les indices que le pouls présente , sans être coupable d'ignorance.

La fibre musculaire obéit, dans tous ces cas ,
à l'action nerveuse qui lui transmet le trouble
des autres organes et qui reçoit l'impression faite
par le sang ; elle n'est qu'un agent dont les nerfs
sont le moteur et le régulateur dans le mécanisme de l'économie animale. Nulle part on ne trouve
cette influence nerveuse mieux établie que dans
les expériences de *Legallois*.

Si l'on fait attention qu'il en est de même des
fibres élémentaires des autres organes, dont l'harmonie est réglée par le système nerveux, qui seul
reçoit et transmet les impressions , et qui dirige
leur action , on sera porté à admettre que les
phénomènes fébriles ne sont que le résultat du
trouble de l'action nerveuse. Leur différence n'est
qu'un effet des désordres variés qui se glissent
dans cette action nerveuse.

Les auteurs qui ont combattu le principe de l'altération nerveuse dans les fièvres, l'ont toujours fait avec autant de légèreté que de faiblesse; aucun d'eux n'a analysé physiologiquement les phénomènes fébriles. On cherche vainement un sens précis dans leurs expressions vagues. Ils nous paraissent en arrière des connaissances physiologiques acquises sur les fonctions du système nerveux.

Dans ces maladies, où le cœur, instrument organisé qui obéit à l'influence nerveuse, n'est pas plus la cause du mouvement que le thermomètre n'est la cause de la chaleur, son tissu est intact.

Lorsque son organisation est altérée, il n'obéit plus que d'une manière irrégulière, comme un instrument imparfait; c'est ce qu'on observe dans l'anévrisme, dans les ossifications et dans les polypes. Ces altérations organiques tiennent toutes à un trouble de nutrition, que produit l'action irrégulière des exhalans nutritifs; il n'y a qu'un vice de nutrition.

Les anévrismes passifs et actifs du cœur, que l'autopsie nous a si souvent offerts, ne nous ont paru que des degrés différens d'un accroissement de nutrition. Assez souvent les fonctions du cerveau étaient troublées dans nos malades affectés

d'anévrisme du ventricule gauche ; plus communément la respiration était gênée par la dilatation de l'un et de l'autre côté du cœur, surtout des cavités droites. Dans plusieurs personnes
affectées d'asthme, nous n'avons aperçu d'autre
altération que cette dilatation.

Aucun remède ne nous a paru modérer avec
plus d'efficacité la contraction du cœur, que la
digitale pourprée. Elle a une action spéciale sur
cet organe, c'est-à-dire sur la portion nerveuse qui
règle ses mouvemens; car c'est ainsi que nous l'en-
tendons pour toutes les actions spéciales qui modi-
fient les fonctions des tissus des organes; nous ne
saurions admettre une action sur la fibre musculaire du cœur, indépendante de l'action nerveuse.

La marche de l'anévrisme avancé a souvent
été arrêtée par l'emploi de la digitale pourprée;
nous avons aussi plusieurs exemples de palpitations continuelles ou anévrismatiques guéries
par ce moyen. Nous ne confondons pas avec elles
les palpitations simplement nerveuses, qui cessent
et reparaissent par intervalles, et dans lesquelles
on a lieu de présumer que la nutrition de l'organe n'est point encore altérée. Dans ces dernières, les antispasmodiques, principalement la
valériane, ont été administrés avec succès.

Le docteur Ozanam a guéri deux anévrismes chez de jeunes sujets, par la saignée et l'usage de la digitale pourprée, unie à l'acétate de plomb porté à la dose de six grains par jour.

MALADIES DE L'ABDOMEN.

Les maladies de l'abdomen sont plus nombreuses que celles des deux cavités que nous venons d'examiner. Nous allons successivement parcourir celles des organes de la digestion, celles des organes de la sécrétion des urines, et celles qui affectent les organes génitaux.

La membrane séreuse qui entoure les organes de la digestion, se présente la première à notre examen. Composée des mêmes tissus élémentaires que la plèvre, les mêmes considérations générales lui sont applicables.

L'hydropisie ascite est une des maladies les plus fréquentes, et nous avons eu le bonheur d'en guérir un grand nombre, lorsqu'elles n'étaient pas accompagnées de maladies organiques.

Le même traitement ne peut convenir à toutes les variétés. Les unes, survenues à de jeunes sujets à la suite de suppression de la transpiration et accompagnées de légères douleurs, ont

été combattues avec succès par la méthode antiphlogistique , unie à l'usage des diurétiques
doux. D'autres, sans signes d'irritation , avec pâleur et faiblesse générale , ont réclamé l'emploi
de moyens plus actifs , soit purgatifs , soit diurétiques. Les purgatifs drastiques recommandés par
un grand nombre d'auteurs , ne doivent être employés qu'avec une grande réserve; lorsqu'ils causent une irritation douloureuse , ainsi que nous
l'avons plusieurs fois observé , ils n'opèrent point
la diminution de l'épanchement séreux ; alors
les diurétiques nous ont été plus favorables.

Le docteur Ozanam a traité une hydropisie ascite avec anasarque consécutive à la fièvre des
marais, qui n'a cédé qu'à l'usage du calomélas
porté à la dose de dix-huit grains par jour, et
aux frictions hydrargiriques , qui ont consommé
près de quatre onces de pommade mercurielle,
sans produire de salivation.

Péritonite. Nous avons observé de nombreuses péritonites.
Deux tissus sont irrités dans cette inflammation :
la fibre nerveuse à laquelle se rapporte la douleur aiguë, et les vaisseaux capillaires sanguins
qui produisent une rougeur sensible à l'autopsie.
Dans la péritonite puerpérale, les vaisseaux exhalans sont encore irrités ; l'exalation est accrue ,

ainsi que le prouvent les épanchemens albumineux qu'elle produit. Nous avons observé aussi, dans quelques cas l'ulcération, indice d'une action augmentée des absorbans nutritifs.

L'inflammation qui produit un pareil désordre est mortelle; mais elle ne parvient pas toujours à ce degré, et la guérison de cette maladie dangereuse peut être espérée. Nous avons employé avec le plus grand avantage l'ipécacuanha, non point à dose vomitive comme dans la méthode de Doulcet, usitée pendant long-temps à l'Hôtel-Dieu de Paris, mais à petite dose fréquemment répétée, sans même produire des nausées. Une once de sirop d'ipécacuanha, une once d'huile d'amandes douces, une demi-once d'eau de fleurs d'oranger dans quatre onces d'eau de tilleul, formaient une potion que nous faisions administrer dans le jour par cuillerées; la liberté du ventre était maintenue, les douleurs apaisées et la résolution était favorisée. C'est par une préparation à peu près analogue que le professeur Chaussier a obtenu de grands succès dans le traitement de cette maladie, à l'hospice de la Maternité de Paris. L'application modérée des sangsues aux cuisses et les fomentations émollientes ont concouru avec ce remède à la guérison.

ESTOMAC. La membrane séreuse dont nous venons de parler, forme l'enveloppe extérieure de l'estomac et des intestins ; deux autres membranes les composent encore, la membrane musculaire et la membrane muqueuse. Ces dernières nous présentent d'autres tissus élémentaires, dont l'action peut être altérée isolément ou d'une manière simultanée.

Doctrine des tissus. Les divers tissus élémentaires dont l'estomac et les intestins sont composés, ont tous une action particulière ; la digestion est le résultat de l'ensemble et de l'harmonie de ces actions. Il sufffit que l'une d'elles soit troublée pour que la digestion le soit aussi.

Chaque tissu a ses modes d'altération produits par des causes spéciales, indiqués par des symptômes particuliers, et susceptibles d'être combattus par des médicamens qui ont aussi une action spéciale. L'irritation ne saurait être considérée d'une manière générale dans l'estomac ou les intestins, sans une confusion des phénomènes qu'elle produit.

L'irritation, que l'on définit une exaltation d'action, produit des effets différens dans les divers tissus. D'après cette définition généralement admise, l'irritation de la fibre musculaire,

ou son action exaltée, est une contraction augmentée ; celle de la fibre nerveuse produit la
douleur qui est l'exaltation de la sensibilité ;
celle des cryptes muqueux n'est qu'un accroissement de secrétion ; celle des vaisseaux exhalans, une augmentation d'exhalation ; celle des
vaisseaux sanguins, une action exaltée qui fait affluer le sang; celle des exhalans nutritifs, une hy-
persarcose ; et enfin, l'irritation ou l'exaltation
d'action des absorbans nutritifs, cause la destruction de l'organe, les ulcérations. C'est là ce
que démontre l'observation.

L'expression, irritation des intestins, que quelques médecins considèrent trop souvent comme synonyme d'inflammation, parce qu'ils sup-
posent presque toujours l'afflux du sang, est
une expression vague qui n'indique point le
siége précis de la maladie. Cet être abstrait n'est
qu'une ontologie, avons-nous dit, que l'on doit
repousser comme une source d'erreurs, et comme
étant en arrière des progrès de l'anatomie et de
la physiologie, au niveau desquelles la pathologie doit s'élever. C'est cet être imaginaire qui a
fait considérer, comme une même maladie, la
fièvre que causent un panaris, la peste et toutes
les irritations des tissus de l'estomac et des in-

testins : rapprochement tellement singulier qu'on
a peine à concevoir qu'il ait été fait par un médecin anatomiste. Si nous avions admis une telle
supposition, notre tâche dans la description des
maladies des intestins et de leur traitement, eût
été bientôt remplie ; deux mots nous auraient
suffi : gastro-entérite et application des sangsues.

Pour réduire les maladies à un principe unique, il faudrait qu'il n'y eût qu'un organe, qu'une
action : il n'en est point ainsi. L'homme, dont le
corps est composé d'élémens si variés, doit être
étudié tel qu'il est.

Nous admettrons donc des irritations musculaire, nerveuse, vasculaire, etc., telles que l'observation les montre ; chacune a ses signes, ses
causes spéciales et son mode de traitement.

L'irritation n'est pas le seul mode d'altération
des tissus ; ils peuvent être troublés soit par un
défaut d'action, soit par une irrégularité propre
à chacun d'eux.

Plusieurs tissus peuvent être affectés simultanément, et d'une manière différente ; tandis que
l'action de l'un est exaltée, celle d'un autre est
affaiblie. Ainsi dans diverses maladies, dans plusieurs fièvres, l'action de la fibre musculaire et
des follicules muqueux est quelquefois affaiblie,

tandis que l'action vasculaire ou l'action nerveuse est augmentée.

L'irritation des fibres musculaires de l'estomac s'est présentée à notre observation sous deux formes différentes. Dans la première, elle produit la contraction antipéristaltique, le vomissement; dans la seconde, les fibres musculaires paraissent contractées simultanément, le vomissement n'a pas lieu; c'est le spasme douloureux, ou la crampe de l'estomac.

Irritation
musculaire.

Le vomissement a été souvent provoqué par un écart de régime que l'on ne saurait toujours empêcher dans un grand hôpital. L'exemple de *Morgagni* lui-même prouve qu'une parcelle d'une substance qui n'est point digérée, peut produire pendant plusieurs jours des efforts continuels de vomissement, qui cessent aussitôt que son expulsion a lieu. L'art est quelquefois obligé d'aider la nature. Après le vomissement, le trouble cessait complètement dans nos malades peu irritables; mais dans le cours des maladies qui avaient exalté la sensibilité des tissus, nous avons vu paraître l'irritation inflammatoire ou vasculaire.

Dans les vomissemens qui paraissent dépendre d'une simple irritation de la fibre musculaire, nous avons administré avec le plus grand avantage la potion anti-émétique de Rivière, dans laquelle on dégage, du carbonate de potasse, le gaz acide carbonique, par l'addition de l'acide citrique ; c'est le contro-stimulus de l'irritation musculaire de l'estomac.

La présence de la bile est une cause fréquente de vomissement. Nous trouvâmes la vésicule du fiel d'une femme, qui avait succombé après des vomissemens que rien n'avait pu arrêter, remplie et distendue par des calculs biliaires nombreux et volumineux ; sa membrane interne présentait les traces d'une vive inflammation. Le foie irrité dans ses vaisseaux sécréteurs, et non dans son tissu vasculaire sanguin, sécrétait une grande quantité de bile ; il ne paraissait point enflammé.

Les substances introduites dans l'estomac, qui causent le vomissement, telles que celles que nous venons d'indiquer, l'ipécacuanha et le tartre émétique, ne sont point en contact avec la fibre musculaire qu'ils irritent ; toute l'épaisseur de la membrane muqueuse les sépare. Ces substances ne peuvent agir immédiatement sur le tissu de la fibre, mais bien sur les filets nerveux qui règlent ses mouvemens.

Ainsi les nerfs qui appartiennent à cette fibre

musculaire, reçoivent et transmettent l'impression des corps qui, par une action spéciale, augmentent ou apaisent la contraction.

Dans les vomissemens sympathiques, l'action du système nerveux est encore plus marquée.

Le spasme violent et douloureux, la crampe de l'estomac a affecté le plus souvent les femmes d'une constitution éminemment nerveuse. Elle paraissait subitement à la suite d'une affection morale vive, après quelques alimens même légers, ou spontanément, durait pendant un laps de temps indéterminé, et disparaissait pour se reproduire sous l'influence des mêmes causes; alors les tissus nerveux et musculaire s'irritaient des boissons les plus douces et les plus légères, dont il est prudent de s'abstenir. Nous avons prévenu le retour de cette maladie chez différentes personnes qui y étaient sujettes, en leur conseillant un exercice susceptible de diminuer la prédominance nerveuse et l'irritabilité musculaire.

L'action des fibres musculaires de l'estomac peut être affaiblie, languissante, et rendre la digestion difficile. On en trouve de fréquens exemples dans les personnes qui, livrées à des travaux de cabinet, mènent une vie sédentaire, dans celles qui, par trop d'alimens, excèdent les forces de l'estomac, et dans les convalescences. Cette faiblesse rend quelquefois nécessaire l'usage des substances aromatiques, telles que le thé et celui des liqueurs spiritueuses. Un peu de vin convient aux convalescens; mais il est important de régler son emploi sur le degré de suscepti-bilité des tissus, pour ne pas rappeler une irri-tation nuisible. Le vin de Bordeaux est celui qui nous a paru mériter la préférence, parce qu'il ne contient pas trop d'alcohol, et qu'il renferme une quantité convenable d'acide tartareux, qui le rend légèrement astringeant et propre à prévenir l'inflammation, pris à dose convenable; toutefois il peut être heureusement remplacé par les vins de Bourgogne, du Beaujolais et du Lyonnais.

Loin de proscrire les toniques, nous recon-naissons leurs avantages; seulement il convient d'en bien diriger l'emploi. Nous pensons que les pauvres habitans de la Bresse seraient plus heu-reux si une partie de leurs étangs était remplacée par quelques vignobles; nous ne les verrions pas affluer dans cet hôpital en aussi grand nombre dans la saison des fièvres intermittentes.

Cependant ces toniques salutaires inspirent presque la terreur à quelques partisans zélés de la doctrine physiologique. L'un de nos amis, ancien officier, avait mené une vie active dans les campagnes d'Allemagne; alors il usait comme un bon militaire des liqueurs spiritueuses, et il ne s'en trouvait point mal. A son retour il embrassa une nouvelle carrière, suivit avec assiduité les leçons du Val-de-Grâce, et devint un des adeptes de la nouvelle doctrine. Lorsqu'il vint nous visiter à son passage dans notre ville, il ne buvait aux repas que de l'eau à peine rougie, et repoussait le vin pur, le café et les liqueurs. Nous lui exprimâmes notre étonnement d'un aussi grand changement; la crainte de la gastroentérite fut sa réponse. Il la craignait peut-être plus que le savant auteur de la doctrine.

Quels que soient les modes d'altération des follicules muqueux de l'estomac, il n'en est qu'un que nous puissions reconnaître, c'est leur accroissement d'action qui cause une sécrétion abondante de mucus; c'est ce qu'on a désigné sous les noms d'embarras muqueux, d'embarras glaireux de l'estomac. La présence de beaucoup de mucosités s'accompagne du défaut d'appétit, de dyspepsie; chez quelques personnes elles sont si abondantes qu'elles provoquent ces vomissemens glaireux, qui ont lieu souvent le matin; quelques tempéramens y sont plus sujets, et une trop grande quantité d'alimens y dispose. Les poudres absorbantes, telles que la magnésie, la poudre d'yeux d'écrevisse, ont été vantées dans le traitement de cette maladie, que les amers et une légère diète font aussi disparaître.

Cardialgie. La cardialgie, irritation nerveuse de l'estomac, mérite plus d'attention. Nous avons vu le plus souvent cette maladie à la suite des affections morales, des écarts de régime, de la cessation de douleurs goutteuses ou rhumatismales. Elle accompagne la leucorrhée abondante. Cette douleur aiguë qui tourmente le malade, et qui quelquefois se perpétue comme dans la cardialgie chronique, a présenté la marche générale des névroses; son invasion subite, sa disparition prompte, ses retours faciles et l'absence de mouvement fébrile, suffisaient pour la faire distinguer; souvent elle a résisté long-temps aux remèdes calmans, et n'a cédé qu'à l'emploi de l'opium. Nous avons obtenu de nombreux succès de l'opium associé aux préparations de menthe, ainsi que le conseille de Haen, sans avoir recours cependant à la formule compliquée et un peu surannée qu'il conseille dans le traitement de la cardialgie chronique.

Inflammation. L'inflammation de l'estomac, produit des irritations nerveuse et vasculaire réunies, n'est point aussi fréquente que quelques personnes le pensent, et notre expérience ne nous permet pas d'admettre, avec l'auteur de l'Examen des doctrines médicales, qu'elle soit toujours liée à l'inflammation des intestins.

Cette maladie diffère autant des irritations précédentes par son traitement que par son siége et ses symptômes, trop connus pour que nous les rappelions. C'est dans l'inflammation de l'estomac que nous avons employé avec succès les évacuations sanguines, qui ont été quelquefois nuisibles dans les irritations précédentes.

La supposition de l'inflammation de l'estomac, dans toutes les fièvres, est démentie par l'observation; elle n'a été admise que par les personnes qui ont regardé toutes les irritations comme inflammatoires, et qui ont confondu dans leur pensée tous les tissus et toutes leurs actions.

Dans le cholera morbus dont nous pourrions *Cholera morbus.* citer plusieurs exemples, les irritations musculaire et nerveuse sont portées au plus haut degré; elles sont aussi liées à l'irritation muqueuse et à l'irritation vasculaire qui n'existent qu'à un faible degré, et qui se dissipent aisément lorsque les premières sont apaisées.

Ici se place une observation générale qui nous paraît importante en pathologie. Les irritations sympathiques se communiquent plus facilement aux parties d'un même tissu ; ainsi dans le vomissement l'action exaltée de la fibre musculaire de l'estomac détermine la contraction de presque tous les muscles du corps ; l'embarras muqueux de cet organe se lie à une augmentation de sécrétion sur la langue, dans la bouche et dans les intestins ; l'irritation vasculaire ou inflammatoire porte un trouble fébrile dans toute la circulation ; aussi les auteurs qui ont le mieux observé ont-ils signalé une douleur constante dans un organe, accompagnée de fièvre, comme l'indice d'une inflammation profonde.

Dans l'hématémèse ou le vomissement de sang, l'irritation est bornée aux vaisseaux sanguins, lorsque la maladie est simple. Un homme d'une pâleur extrême se présenta dans l'une de nos salles dans un état de grande faiblesse produite par des vomissemens de sang fréquens et abondans. Cette hémorragie n'avait cédé à aucun des moyens astringeans et révulsifs qui avaient été mis en usage par plusieurs médecins ; elle se renouvela plusieurs fois, et le malade succomba au bout de quelques jours dans un état d'anémie complète. A l'autopsie, nous n'aperçûmes qu'un point rouge dans une partie de l'estomac; tous les organes étaient pâles, et les vaisseaux vides de sang.

Voilà une irritation vasculaire simple, qui n'a cédé ni aux évacuations sanguines spontanées, telles qu'elles ont fait succomber le malade, ni aux révulsifs réitérés aidés de la diète (le malade ne prenait qu'un peu d'eau d'orge coupée avec du lait), ni aux applications calmantes faites sur la région épigastrique.

Toutes les irritations, même vasculaires, ne sont donc pas inflammatoires, et ce serait une erreur de croire que toutes doivent céder à la saignée. Il n'y a que celles qui dépendent de la pléthore qui trouvent dans l'évacuation sanguine un moyen de guérison.

Les irritations nutritives sont heureusement Excroissances les plus rares; quoique la nutrition soit soumise à l'action nerveuse et réglée par elle, cette influence est néanmoins limitée dans les bornes étroites établies pour la conservation des organes.

L'estomac, sans cesse en contact avec des corps excitans, est l'un de ceux qui présentent le plus d'excroissances squirrheuses, polypeuses ou sarcomateuses. Placées ordinairement au pylore ou dans son voisinage, nous les avons vues aussi dans les autres parties. Ces tumeurs n'ont aucune forme déterminée; elles sont une sorte de végétation amorphe que nous avons vue s'étendre aux parois entières de l'estomac; leur nature ne varie pas moins; tantôt sarcomateuses, tantôt fibreuses, d'autres fois cartilagineuses, elles renferment aussi quelques concrétions osseuses; des kystes s'organisent dans leur intérieur, et contiennent un fluide tantôt jaunâtre, tantôt brun, comme dans la mélanose. Voilà ce que l'anatomie pathologique nous a montré.

Quel tissu produit ces végétations? Ce ne peut être la fibre nerveuse, ni la fibre musculaire, qui ne donnent que le sentiment et le mouvement; les vaisseaux sanguins et lymphatiques ne peuvent verser que du sang ou de la lymphe; ce n'est donc que le tissu exhalant nutritif qui élabore et dépose dans nos organes des matériaux étrangers même à ceux qui les composent. Ici il n'y a plus de nutrition régulière; l'albumine, la gélatine et le phosphate de chaux sont déposés sans être soumis aux lois physiologiques.

Catherine Rousset, âgée de quarante-neuf ans, dévideuse, d'une assez faible constitution, vit cesser ses mois à la suite d'une affection morale

vive. L'estomac devint douloureux, et la région
du foie se tuméfia ; les moyens qui furent employés n'arrêtèrent point la marche de la maladie. Six mois après son invasion elle se présenta
à l'Hôtel-Dieu, où elle fut reçue le 25 novembre
1823. Cette ouvrière pauvre, qui avait été privée
pendant long-temps d'une nourriture saine,
était faible et d'une extrême maigreur ; sa peau
était d'une pâleur ictérique, l'estomac très douloureux, le foie tuméfié ; elle éprouvait de fréquentes envies de vomir ; il y avait tantôt un peu
de diarrhée, tantôt de la constipation. La maladie fit des progrès ; les jambes et les bras s'é-
dématièrent, la faiblesse s'accrut, et après trois
semaines de séjour dans la salle elle succomba.

L'estomac distendu par quelques gaz était d'un
gris pâle dans la plus grande partie de son étendue. Dans sa petite courbure près de l'orifice
pylorique, il nous présenta une tumeur carci-
nomateuse élevée, inégale, ayant à peu près trois
pouces de circonférence, adhérente par une base
large aux parois de l'estomac qui avaient dans
cette partie une consistance fibro-cartilagineuse ;
l'intérieur de cette tumeur, en grande partie sar-
comateuse, contenait un kyste rempli d'un liquide
noirâtre, et laissait apercevoir une multitude

de points bruns. La valvule du pylore avait une
consistance cartilagineuse. Le foie , d'un aspect
graisseux, avait acquis un volume extraordinaire;
il s'étendait de la cavité iliaque droite au milieu
de la poitrine. Les intestins étaient enflammés
dans quelques points et légèrement ulcérés près
du cœcum. Quelques tubercules existaient dans
les poumons, et les ganglions lymphatiques du
médiartin postérieur étaient très gros.

Ce n'était pas seulement l'estomac qui, dans
cette observation, était le siége d'un vice de nutrition; il existait encore dans le foie et dans les
ganglions lymphatiques.

Ulcération. Dire que les excroissances et les ulcérations
sont un effet de l'irritation de l'estomac, de l'inflammation, c'est ne rien expliquer. La première
expression est vague; et la supposition d'une
inflammation, dont les phénomènes sont d'une
autre nature, est une erreur. Quoique ces désorganisations soient souvent accompagnées d'inflammation, souvent aussi elles existent sans
elle, comme on peut l'observer dans diverses
excroissances cutanées, et dans la dégénérescence fibro-cartilagineuse de la valvule du pylore.

Ce ne sont pas les ulcères qui s'accompagnent d'une grande inflammation, qui font le

plus de progrès, comme on peut s'en convaincre par les ulcères rongeans de la face ou du gland. Nous avons vu dans quelques fièvres la langue pâle, ulcérée dans toute l'épaisseur de la muqueuse par des aphtes autour desquels il n'y avait ni rougeur ni gonflement. Nous avons rapporté ailleurs un exemple de perforation de l'estomac dans le cours d'une fièvre, où la muqueuse environnante était réduite en une pulpe d'un gris pâle, qu'un léger frottement avec le scalpel détachait; l'organe ne présentait de rougeur nulle part.

Quel tissu avait opéré cette destruction? Ce ne pouvait être la fibre nerveuse ni la fibre musculaire; on ne peut concevoir cette destruction par l'action des vaisseaux sanguins ou des vaisseaux lymphatiques. Il n'y a que l'action exaltée des absorbans nutritifs qui puisse faire disparaître les élémens de l'organisation; l'irritation ulcérative ne peut donc être qu'une irritation des absorbans nutritifs; nous ne pouvons la concevoir autrement.

La doctrine que nous venons d'émettre sur les altérations des tissus élémentaires dans les maladies de l'estomac, est applicable aux maladies des intestins; et si nous répétons les mêmes idées, c'est pour les appuyer de nouveaux faits.

Fibres musculaires. La contraction des fibres musculaires des intestins peut être affaiblie ou augmentée.

Faiblesse. Voici un exemple de cette faiblesse. Un homme âgé de quarante-huit ans, brun, bien constitué, se plaignit de n'avoir pu aller à la selle depuis une semaine, sans autre indisposition; la constipation devenue plus opiniâtre, il éprouva un malaise général et une sensation de pesanteur inquiétante dans l'abdomen, qui paraissait un peu volumineux; il avait des besoins qu'il ne pouvait satisfaire, et il commença à prendre du dégoût pour les alimens; aucun mouvement fébrile n'existait. Pour rendre aux intestins la force qui leur manquait, je prescrivis une infusion de follicules dans de l'eau de pruneaux; je ne tardai pas à obtenir l'effet que je désirais. La contraction se rétablit, et le malade rendit à plusieurs reprises une énorme quantité de matières qui avaient séjourné pendant douze à quinze jours; aussitôt il se sentit guéri.

Quelques vieillards nous ont offert cette faiblesse voisine de la paralysie, et dans laquelle on avait essayé des moyens mécaniques; l'excitation par quelques laxatifs rétablissait les évacuations.

La faiblesse musculaire des intestins est mani-
feste dans presque toutes les fièvres par la constipation qui les accompagne, si leur contraction
n'est provoquée par de la bile ou par une sécré-
tation abondante de mucosités. L'un de nos malades qui avait été atteint d'une fièvre adynamique des plus graves, et qui avait été soumis à
une diète sévère, fut étonné de rendre, au commencement de sa convalescence, une très grande
quantité de noyaux des cerises qu'il avait mangées
trente-six jours auparavant. Nous avons la certi-
tude qu'il n'avait pris aucun de ces fruits dans
la salle Saint-Jean où il était placé; il ne l'aurait pas pu, son estomac ne pouvait encore supporter que les alimens les plus légers.

Nous pourrions rapporter un grand nombre
d'exemples analogues, où les crises de la convalescence n'étaient qu'un effet du retour de l'action musculaire à son état naturel; de là l'évacuation des matières long-temps retenues.

Les narcotiques paralysent cette action musculaire et nuisent en empêchant ces crises salutaires.

L'inflammation des intestins, les ulcérations
même, ne sont que le résultat de l'irritation
produite par la présence de ces matières qui sé-

journent ; aussi les observe-t-on dans la partie
où est le plus grand obstacle, au-dessus de la
valvule du cœcum, et tout aussi bien dans les
fièvres produites par les affections morales et les
irritations étrangères aux intestins, que dans celles que causent les écarts de régime. Ces altérations, sont à nos yeux, un effet secondaire et
non la cause de la maladie. C'est dans l'intention de les prévenir que nous avons fréquemment
sollicité la contraction intestinale par des lavemens dont l'action légèrement excitante s'étend
jusqu'aux intestins grêles, tout aussi bien que
celle d'un suppositoire. Nous n'avons eu qu'à nous
louer de cette méthode.

On dit que dans les fièvres les intestins sont
irrités ; mais ne pourrait-on pas dire avec autant
de raison qu'ils sont affaiblis ?

Irritation. L'irritation des fibres musculaires des intestins
s'est manifestée dans nos malades de trois maniè-
res : 1.º par un accroissement du mouvement
péristaltique ; 2.º par leur contraction antipéristaltique, dont nous avons fait le sujet d'un mémoire ; 3.º par un spasme violent. Nous pourrions ajouter un quatrième mode d'irritation dont
nous avons des exemples, c'est celui d'une contraction douloureuse, causée par un rhumatisme
déplacé et porté sur les intestins.

On nous objectera peut-être que le rhumatisme est une inflammation, ainsi que sa classification dans la nosologie semble le faire croire.
Il est permis d'en douter. Les classifications que
nous sommes loin de blâmer, sont des méthodes
arbitraires soumises à des inconvéniens que le
nosologiste ne peut toujours éviter. Le rhumatisme aigu s'accompagne d'inflammation, d'afflux
de sang dans le muscle douloureux ; lorsque l'inflammation est dissipée, la contraction douloureuse n'a pas cessé avec elle ; et quand le rhumatisme chronique a long-temps résisté aux antiphlogistiques, ce n'est souvent qu'en produisant
de l'inflammation qu'on le dissipe.

La douleur produite par la contraction est toujours le caractère du rhumatisme, la sensibilité de la fibre nerveuse qui appartient au muscle
est seule exaltée essentiellement ; souvent il n'y
a point afflux de sang, sans lequel l'inflammation ne saurait exister ; ou du moins cet afflux de
sang n'est qu'une supposition.

Ne considérons donc les classifications que
comme un moyen d'aider la mémoire ; abandon-
nons-les lorsque nous étudions une maladie, si
nous voulons ne pas nous laisser égarer par les
préventions qu'elles font naître.

L'irritation péristaltique des intestins ne constitue point une maladie essentielle, elle n'est qu'un symptôme produit par la présence d'une matière ou d'une cause quelconque; la bile, une grande quantité de mucosité ou de sérosité, des substances de mauvaise nature, la présence des vers, ou l'action des purgatifs, en ont été les causes fréquentes dans les malades confiés à nos soins.

Colique des peintres. Il est une maladie dans laquelle les fibres musculaires, au lieu de se mouvoir successivement de la partie supérieure à la partie inférieure, se contractent simultanément d'une manière violente et douloureuse, c'est la colique des peintres; l'absence du mouvement péristaltique produit la constipation opiniâtre qui l'accompagne.

Le peu de volume de l'abdomen qui est vivement rétracté, indique assez cette contraction simultanée qui se communique sympathiquement aux muscles volontaires du corps et des membres.

Si ce spasme douloureux était une irritation inflammatoire, la pression de l'abdomen augmenterait la douleur, elle n'en produit aucune; il existerait un mouvement fébrile, nos malades ne l'ont jamais présenté ; les purgatifs violens, qui rétablissent le mouvement péristaltique, accroîtraient la maladie dont ils opèrent cependant la guérison.

Les causes de la colique des peintres démontrent l'action spéciale de certaines substances sur les tissus organiques. Les préparations de plomb appliquées sur la peau, ou portées dans les poumons par la respiration, n'irritent aucun point de ces organes, tandis qu'elles font naître un violent spasme dans les intestins, quoiqu'elles ne puissent être en contact immédiat avec la membrane musculaire.

Quels sont les moyens qu'une longue expérience a fait adopter dans le traitement de cette maladie ? L'opium qui fait cesser le spasme douloureux, et les purgatifs qui rétablissent le mouvement péristaltique. Il serait difficile de concilier cette méthode avec la doctrine de l'irritation inflammatoire. Dans les sciences exactes, un seul fait en opposition avec une doctrine suffit pour la faire rejeter.

Si la saignée a été utile quelquefois, c'est chez les sujets pléthoriques, ou lorsqu'une complication inflammatoire existait ; dans ces cas elle contribue toujours à diminuer la contraction musculaire. Elle a été employée avec succès dans une maladie semblable par le docteur Ozanam.

Constipation. Dans l'ordre physiologique, la présence de la bile, des mucosités et d'un fluide séreux est nécessaire pour exciter la contraction intestinale. Dans la période aiguë des maladies où les sécrétions sont supprimées, nous voyons se manifester l'inertie de la membrane musculaire par le défaut d'évacuations. Cette absence d'évacuations peut tenir à une double cause, au défaut d'excitant naturel et à la faiblesse de la fibre musculaire, ce qu'il n'est pas toujours facile de déterminer.

Diarrhée. La doctrine des tissus organiques nous conduit à une distinction facile de la cause des flux divers dont les intestins sont le siége. Les diarrhées bilieuse, muqueuse, séreuse et sanguinolente tiennent à des altérations de tissus différens; elles n'ont de commun qu'un symptôme secondaire, la contraction fréquente des intestins.

La diarrhée bilieuse, si commune dans nos salles pendant l'été, tient à une action exaltée des vaisseaux sécréteurs du foie; la diarrhée muqueuse, plus fréquente dans les saisons froides et humides, dépend de l'irritation des follicules muqueux; la diarrhée séreuse que produisent certains alimens, les affections morales et l'impression subite du froid est due à une irritation des vaisseaux exhalans. Dans les diarrhées sanguinolentes, telles que la dyssenterie, les follicules muqueux et les vaisseaux sanguins sont également irrités.

Ces maladies n'ont ni le même siége, ni les mêmes causes; la nature du fluide qui sollicite les contractions est différente, et le traitement n'est point le même. Les attribuer à une gastro-entérite serait méconnaître l'anatomie et la physiologie, et confondre des phénomènes pathologiques différens. La gastro-entérite, être imaginaire auquel on rapporterait toutes les maladies des intestins et toutes les fièvres, n'aurait que le triste avantage d'être favorable à l'ignorance. Ce n'est pas ce que promettaient les travaux anatomiques de Bichat.

Sans doute il faut faire la part de l'inflammation qui existe quelquefois; mais l'admettre toujours ne serait pas plus raisonnable que de la rejeter constamment.

Les anciens qui observaient bien, savaient que certains purgatifs évacuent la bile, que d'autres évacuent les mucosités, et d'autres, la sérosité; c'est en effet ce que l'observation prouve. Est-ce en causant de l'inflammation que ces médicamens purgent? Non, sans doute; dès qu'ils enflamment, l'effet purgatif n'a plus lieu, ordinairement.

Entérite.   Dans l'entérité il y a irritation nerveuse et irritation vasculaire, ainsi que le démontrent la douleur que le malade ressent, et la rougeur que l'autopsie laisse apercevoir.

Nous nous abstiendrons de rapporter des observations de ces diverses maladies si communes; elles alongeraient ce compte-rendu sans y ajouter de l'intérêt.

Excroissances.   Les altérations organiques produites par un vice de nutrition sont fréquentes dans nos salles. Bien des personnes atteintes de ces funestes maladies, après avoir épuisé d'impuissantes ressources, viennent expirer à l'Hôtel-Dieu.

Les végétations de la surface muqueuse des intestins, les ganglions squirrheux, formés dans leur épaisseur vers le côté adhérent, les tumeurs carcinomateuses de la valvule ilco-cœcale, les agglomérations des tubercules volumineux et suppurés du mésentère, se sont offerts à notre observation. La séméologie n'a que des signes obscurs qui puissent faire soupçonner leur existence, et la thérapeutique ne possède que de faibles palliatifs contre ces funestes désorganisations.

Les ulcérations ne sont pas moins fréquentes. Ulcérations. Les recherches que nous avons faites sur ce second mode de désorganisation, nous ont présenté des résultats plus satisfaisans. Nous avons vu les ulcères des intestins guérir, et la membrane muqueuse se régénérer. Nous avons jugé ces recherches assez importantes pour former le sujet d'un mémoire, qui doit trouver place dans ce compte-rendu.

Le mésentère qui assujettit les intestins à la Invagination. région lombaire, ne les garantit pas toujours de l'invagination ; plusieurs fois l'autopsie nous a montré cette maladie favorisée par une extension du lien membraneux dont nous venons de parler ; dans aucun cas nous ne l'avons vue à un aussi haut degré que dans l'observation suivante.

Joseph Godet, voiturier, âgé de trente-cinq ans, d'une forte constitution, avait éprouvé, un an avant son entrée à l'Hôtel-Dieu, de fortes coliques qu'un laxatif léger avait fait cesser. Le 4 avril 1823, les coliques furent tellement fortes, qu'il s'agitait à terre comme un désespéré ; un nouveau laxatif, des lavemens et l'eau de guimauve, produisirent un calme qui dura dix jours. Du 15 avril au 22, jour de son entrée dans la salle St-Jean, les douleurs furent continuelles ; il y eut constipation et vomissement des alimens, puis de bile, ensuite de matières fécales. Le 22, le malade était dans un abattement extrême; son visage pâle exprimait la souffrance; le ventre souple, sans tuméfaction, était sans douleur à la pression pendant les rémissions. Des boissons mucilagineuses et des lavemens émolliens furent prescrits.

Le 24, on sent au côté droit du ventre une tumeur volumineuse et circonscrite, à laquelle le malade rapporte toutes ses douleurs; aucune substance alimentaire ne peut passer, il n'y a point d'évacuation. Les potions huileuses doucement laxatives, et les lavemens de même nature sont administrés. Le malade conservait encore de l'embonpoint.

Le 25, la fièvre se déclare, la langue devient rouge à sa circonférence et blanchâtre au centre; les traits de la face se concentrent, le pouls est petit et fréquent, la peau chaude et sèche; la constipation continue.

Le 28, les symptômes s'accroissent; quelques matières noirâtres sont rendues par les selles avec de la mucosité.

Le 30, la prostration est complète et le malade expire. A l'autopsie, nous trouvâmes le pé-

ritoine entièrement enflammé, couvert de flo-
cons albumineux et purulens autour des circon-
volutions intestinales; l'estomac rouge dans touté
sa surface interne; les intestins grêles étaient
comme groupés en masse au-dessus de la région
iliaque droite; une tumeur oblongue, rouge et
noire, existait dans la partie profonde de la région ombilicale, entourée de sanie et de lambeaux
membraneux. En l'examinant avec soin, nous
reconnûmes aisément qu'elle était formée par le
colon transverse dans lequel tout le colon ascen-
dant et le cœcum étaient invaginés; des adhérences existaient entre les surfaces séreuses en
contact, et ce n'est qu'en les déchirant que l'on
pouvait retirer l'intestin invaginé; toutes les
membranes étaient épaissies d'un rouge foncé et
livide, comme si elles eussent été gangrenées,
mais elles n'étaient point flétries.

Nous avions annoncé l'existence d'une invagination aux élèves qui suivaient notre clinique;
nous étions loin de penser qu'elle fût aussi considérable, et que le mésentère pût s'y prêter à
ce point. La douleur aiguë, la constipation, le
vomissement de matières fécales, et l'existence
de la tumeur sans fièvre, étaient les signes sur
lesquels nous nous étions fondés. Dans d'autres

cas, nous avions vu des tumeurs squirrheuses intercepter le passage des matières; mais les douleurs étaient moins aiguës, et les malades n'avaient point conservé leur embonpoint ordinaire. On conçoit que le degré de la maladie et les adhérences principalement, devaient rendre inutiles les moyens que la médecine a en son pouvoir.

FOIE.

Le foie, le plus volumineux des organes glanduleux, est aussi le plus souvent malade. Ses rapports avec les organes de la digestion si souvent troublés dans leur action, et l'influence qu'exerce sur lui la température des saisons et des climats chauds expliquent encore la fréquence de ses maladies, variées comme les tissus élémentaires qui le composent.

Hépatite.

La membrane séreuse qui l'enveloppe, enflammée dans quelques-uns de nos malades, causait les douleurs aiguës qui caractérisent l'hépatite superficielle; nous avons rencontré plusieurs fois les adhérences qu'elle avait contractées avec les parties qui l'avoisinent.

Le tissu capillaire du foie irrité dans l'hépatite profonde, cause une douleur moins aiguë, augmente son volume et produit les abcès que nous avons plus d'une fois observés dans la profondeur de son parenchyme. La saignée générale, suivie

de l'application des sangsues près de l'anus dont
les vaisseaux sont liés au système de la veine-
porte, ont souvent contribué à la guérison de
cette inflammation.

Les vaisseaux sécréteurs, dont l'action est
exaltée, donnent, sans douleur et sans inflammation, cette abondante quantité de bile que l'on
observe dans l'ictère, dans les diarrhées, les vomissemens bilieux et dans les fièvres bilieuses de
Stoll et Tissot. Cette bile est tellement altérée
dans quelques cas, qu'elle enflamme l'estomac,
les intestins, et cause une chaleur brûlante à
l'extrémité inférieure du tube intestinal. Ce flux
de bile n'est point le produit de l'irritation inflammatoire; l'inflammation du foie, au contraire,
diminue la sécrétion de la bile ; les intestins,
privés de ce stimulus, ne se contractent point,
et la constipation a lieu ainsi que nous l'avons
constamment observé. Ce n'est que lorsque l'inflammation se dissipe, que la sécrétion se rétablit
et devient quelquefois abondante. Nous avons
employé avec succès, dans les sécrétions augmentées de la bile, le carbonate et l'acétate de
potasse, unis aux boissons acides.

La bile épaissie, concréfiée, quelquefois con-
vertie en adipocire, s'accumule tantôt dans les

vaisseaux sécréteurs du foie, tantôt dans la vésicule du fiel, et quelquefois dans les conduits excréteurs; elle produit les coliques hépatiques que l'on distingue des coliques bilieuses, dont le siége est dans les intestins. Ces coliques hépatiques, plus ou moins dangereuses, simulent la néphrite ou la pleurésie, selon le lieu de la douleur, ainsi que l'a fait observer *Portal;* elles ont ce caractère remarquable, selon le même auteur, qu'elles ne sont point augmentées par la pression. Nos observations ont confirmé la justesse de ces remarques.

Désorganisation.

L'exaltation nutritive est altérée dans les désorganisations du foie, soit qu'il ait acquis un volume considérable, comme dans un exemple que nous avons cité, soit qu'il y ait un changement dans sa texture comme dans l'observation suivante.

Une femme, nommée Bouvard, âgée de soixante-treize ans, malade depuis long-temps, entra à l'Hôtel-Dieu le 3 février 1823. L'épigastre était tendu et météorisé, l'hypocondre droit tuméfié, sans douleur même à la pression. Elle n'éprouvait point de vomissement; les selles étaient rares, la respiration était gênée, et il y avait un peu de toux, point de fièvre; après plusieurs

jours, quelques vomissemens se manifestèrent;
plus tard, l'abdomen devint douloureux; la voix
s'affaiblit, la toux fut plus fréquente, le pouls
petit et faible et la face très altérée. Elle succomba le 8 avril.

Autopsie. Le foie d'un volume considérable
était inégal dans sa surface; son parenchyme
désorganisé contenait un grand nombre de tubercules volumineux, inégaux, enkystés et rem-
plis d'une matière cérébriforme. Le tissu du foie
se déchirait aisément. La vésicule était distendue
par de la bile et par plusieurs calculs volumineux. Les conduits hépatique et cholédoque
étaient tellement dilatés, que l'on pouvait y in-
troduire le doigt. Le premier était rempli de bile
concréfiée à plusieurs pouces dans la substance
du foie, où il était aisé de suivre ses divisions.

L'estomac, distendu par des gaz, contenait
encore un liquide brun : sa surface muqueuse
était pâle et le pylore d'une dureté squirrheuse.
Les intestins contractés étaient rouges, plus ex-
térieurement que dans leur surface intérieure;
la rougeur s'étendait au mésentère.

Nous avons vu les maladies des organes voisins changer la situation du foie, et en imposer
de manière à faire croire cet organe malade.

Ainsi, dans la phthisie tuberculeuse nous avons vu plusieurs fois le poumon droit altéré dans toute son étendue, dur, formant un cône alongé inférieurement, et déprimant, bien au-dessous du rebord cartilagineux des côtes, le foie qui, sans augmentation de volume, faisait une saillie très marquée. Nous avons été témoin d'un cas semblable où l'on crut que cet organe glanduleux était le siége de la maladie.

Dans la tympanite nous l'avons vu refoulé dans la poitrine jusqu'à la troisième côte, et réduire à un petit volume le poumon droit que l'air ne dilatait plus.

Organes de la sécrétion de l'urine. Les reins, presque entièrement composés de vaisseaux sécréteurs, ont souvent offert à notre observation des troubles de sécrétion.

Aucune membrane séreuse ne les entoure, les vaisseaux capillaires y sont peu nombreux; aussi les inflammations y sont-elles plus rares que dans le foie. Nous n'en avons eu que peu d'exemples.

Les reins nous offrent un exemple bien marqué de l'influence nerveuse sur les sécrétions, si bien établie par Bordeu. Il n'est presque pas d'organe malade qui n'exerce sur ces glandes une action sympathique ou nerveuse, propre à changer la nature ou la quantité de l'urine.

Diminuées ou supprimées dans quelques cir-
constances, augmentées dans d'autres, les urines présentent encore des altérations différentes
selon la prédominance des élémens qui les constituent. Rouges dans les inflammations, limpides
dans les affections nerveuses, troubles dans l'hydropisie, chargées du sédiment qu'elles déposent
dans les fièvres intermittentes, privées d'urée
dans le diabète où un principe sucré, étranger,
la remplace quelquefois, saturées d'acide urique
qu'elles précipitent dans la formation des calculs
des reins; telles sont les altérations principales
qu'elles nous ont présentées. Les reins éliminent
encore des principes introduits dans la circulation, étrangers à la composition du sang, ainsi
que le prouvent la couleur et l'odeur que les
urines reçoivent de quelques alimens et de plusieurs substances médicamenteuses.

Ce n'est point une irritation inflammatoire qui
produit ces diverses altérations. Dans les reins
comme dans le foie, l'inflammation, loin d'aug-
menter la sécrétion, la supprime ou la diminue.
Les vaisseaux sécréteurs sont seuls affectés, leur
action seule est altérée ou exaltée.

Les reins reçoivent du sang, les élémens du
fluide qu'ils composent. Le système nerveux est
le régulateur de leur action.

L'action spéciale des médicamens diurétiques comme celle qu'exercent les maladies, leur est transmise par les nerfs qui leur appartiennent ; il en est de même pour tous les tissus, et l'on pourrait dire que, dans les troubles des sécrétions, c'est l'action de la portion nerveuse qui y préside, qui se trouve modifiée.

Vessie.   La vessie peut être comme les autres organes affectée dans ses différens tissus. Sa fibre musculaire affaiblie constitue l'une des causes de la rétention d'urine. Ses cryptes muqueuses sont irritées dans le catarrhe de vessie. Ses vaisseaux sanguins sont le siége de l'irritation dans l'inflammation. Ses vaisseaux nutritifs altérés, causent l'ulcération ou les excroissances fongueuses ou squirrheuses.

Toutes ces altérations se sont présentées dans nos salles. Je me borne à rappeler l'observation suivante d'un catarrhe de vessie, parce qu'elle est un exemple des écarts funestes auxquels une fausse théorie conduit.

Une fille âgée de vingt-neuf ans, d'une forte constitution, éprouvait, depuis un an et demi, les symptômes d'un catarrhe de vessie, tels qu'une envie fréquente d'uriner avec quelques douleurs dans la région hypogastrique ; ses urines contenaient un nuage épais de mucosité puriforme, mobile au fond du vase. Elle était bien réglée et les autres fonctions s'exécutaient naturellement, lorsqu'elle consulta un chirur-rurgien qui la soumit d'abord à l'usage de quelques médicamens.

La maladie persistant avec la même intensité, fut considérée comme une irritation inflammatoire, et traitée par des saignées répétées et par de nombreuses applications de sangsues, sans égard aux époques de la menstruation. Ces fréquentes évacuations sanguines ne changèrent rien à la marche du catarrhe ; elles supprimèrent les règles et affaiblirent la malade. Aux époques périodiques, l'abdomen devint douloureux, et une entérite chronique fut le résultat de la suppression produite par les saignées. C'est avec cette double maladie qu'elle se présenta à l'Hôtel-Dieu. Déjà plusieurs époques avaient été franchies, et l'inflammation intestinale était devenue continuelle. Nous la mîmes à l'usage des boissons mucilagineuses, de l'eau d'orge coupée avec le lait ; les lavemens de décoction de graines de lin furent prescrits, ainsi que des applications calmantes , et un régime léger. Nous parvînmes à dissiper l'inflammation des intestins et à modérer les symptômes du catarrhe de vessie, et la malade se trouva assez bien pour vouloir quitter l'hôpital; mais les règles n'étaient point rétablies.

Sans doute il y a un peu d'inflammation dans le catarrhe chronique de la vessie, mais l'irritation du tissu vasculaire sanguin n'est que secondaire, et l'inflammation fort légère; aussi les saignées abondantes furent-elles nuisibles en causant une suppression sans diminution du catarrhe.

La fibre musculaire est aussi fréquemment irritée ; de là les contractions fréquentes de la vessie, causées par la présence d'une petite quantité d'urine et par les mucosités.

Organes de la génération.Les troubles qui surviennent dans l'action des tissus dont la matrice se compose, sont la cause du plus grand nombre des maladies des femmes.

L'hystérie est un trouble de l'action nerveuse. La suppression de la menstruation, la dysménorrhée et les hémorragies tiennent aux fonctions des vaisseaux capillaires ; la métrite est une irritation nerveuse et vasculaire avec engorgement des vaisseaux capillaires ; la leucorrhée est le résultat de l'action exaltée des cryptes muqueuses. Les excroissances, les squirrhes, les cancers de l'utérus sont l'effet d'une action viciée des exhalans et des absorbans nutritifs.

Dans l'enfance, la sensibilité de l'organe, presque nulle, rend ces maladies de l'utérus extrêmement rares. Lorsque l'âge nubile développe l'action nerveuse et celle du tissu vasculaire, l'utérus semble recevoir une existence nouvelle ; c'est alors que commence cette série de maladies si fréquentes, qui tourmentent les femmes jusqu'après la cessation menstruelle. L'âge qui éteint cette sensibilité souvent exaltée, rend plus rares les altérations des tissus les plus susceptibles. Les vaisseaux nutritifs dont l'action se conserve, sont encore susceptibles d'altération ; de là la désorganisation cancéreuse si fréquente dans ce dernier âge.

La thérapeutique ne concourt pas moins que l'anatomie, la physiologie et la pathologie, à établir une distinction utile entre les affections des tissus de l'utérus.

Quelques médicamens portent une action spéciale sur la fibre nerveuse ; tels sont l'assa-fœtida, le camphre, la valériane, la jusquiame, dont nous avons obtenu d'heureux effets dans les nombreuses hystéries que nous avons eues à traiter. D'autres, dirigeant leurs effets sur les vaisseaux sanguins, provoquent le flux sanguin, tels sont les emménagogues ; ou ils le modèrent, tels sont les astringeans.

7

Ces derniers sont encore employés pour diminuer la sécrétion muqueuse. Nous nous bornons
à énoncer le principe qui doit servir de base à la
classification des médicamens.

La matière médicale est moins riche en moyens
propres à agir sur les vaisseaux nutritifs.

Parmi les nombreux exemples de désorganisation que nous avons recueillis, nous choisirons
les deux qui suivent. Le premier est celui d'un
lipome volumineux, dont l'observation nous a été
communiquée par le docteur Ozanam.

Marie Sécrétan, âgée de soixante-deux ans,
entra, le 24 septembre 1824, dans la salle Mon-
tazet, affectée d'un catarrhe pulmonaire chronique. L'exploration de l'abdomen fit reconnaître une tumeur d'un volume énorme, dure et
rénittente, sans que la malade se plaignît de
douleur dans cette région, qui avait ainsi augmenté de volume progressivement depuis huit à
neuf ans. Cette tumeur n'avait causé d'autre in-
commodité que de la pesanteur dans le bas-ven-
tre, et de la difficulté dans la digestion.

La malade mourut subitement d'une indigestion le 25. Autopsie. Le cerveau n'était point
altéré, les poumons étaient fortement hépatisés,
il y avait des adhérences très anciennes à la plè-

vre, le cœur était plein de sang, l'estomac contenait des alimens mêlés de beaucoup de vin, les
intestins grêles étaient légèrement injectés.

L'utérus ouvert présenta une tumeur volumineuse enveloppée d'une pseudomembrane adhérente à la muqueuse, dont elle recevait des vaisseaux sanguins. Ce kyste renfermait une masse
jaunâtre, dure, inorganique, de consistance
graisseuse sèche, avec des concrétions osseuses.
Cette masse était du poids de six livres.

Le docteur Pointe nous a communiqué une
observation détaillée d'une dégénérescence de
l'ovaire avec hydropisie ascite, d'un volume considérable. En voici l'analyse :

Benoîte Ovyse, âgée de trente-six ans, d'une
forte constitution, et livrée aux travaux de
l'agriculture, entra à l'hôpital le 18 septembre
1823. A la suite d'une chute sur la région lombaire, trois ans avant son entrée, son ventre se
tuméfia et acquit en deux ans un volume énorme;
une seconde chute faite dans le mois de janvier
1823 supprima les règles. Lorsqu'elle fut admise dans la salle du docteur Pointe, l'abdomen
extrêmement volumineux avait une circonférence
de cinq pieds. Sa pesanteur très grande obligeait
la malade de se placer sur les genoux, appuyée

sur les coudes. Elle n'avait aucune fièvre, mangeait avec appétit et respirait assez librement. Sa maigreur était extrême et ses jambes adématiées. Le 4 septembre, la paracentèse fut pratiquée et le liquide évacué à moitié. La malade parut soulagée; les jours suivans, le pouls devint très fréquent, la peau brûlante et la langue rouge; ensuite l'abdomen fut douloureux. Les symptômes s'accrurent avec rapidité, et la malade succomba le 8.

Autopsie. Rien de remarquable dans la tête.

L'abdomen contenait une très grande quantité de sérosité claire et jaunâtre, renfermée dans la cavité péritonéale.

La lame extérieure du péritoine présenta les traces d'une vive inflammation, plus marquée au côté où la paracentèse avait été pratiquée; cette membrane était rouge, épaisse, adhérente dans quelques parties par des prolongemens albumineux, et parsemée d'ulcérations de la largeur d'une lentille.

La muqueuse digestive offrait le velouté, et cette blancheur légèrement rosée qu'elle a dans l'état sain; le foie, diminué de la moitié de son volume, était refoulé en arrière vers la poitrine; un pessaire fut trouvé dans le vagin.

L'ovaire droit, qui avait éprouvé une dégénérescence extraordinaire, avait douze pouces de
longueur et sept d'épaisseur; il pesait dix livres.
Sa surface était blanche et inégalement bosselée,
en partie cartilagineuse, avec quelques points
osseux. L'intérieur de l'ovaire contenait une multitude de kystes, ayant la plupart le volume d'une
noix, et renfermant de la matière cérébriforme.

Dans les deux exemples que nous venons de
rapporter de tumeurs d'un volume énorme, si-
tuées l'une dans l'utérus, l'autre dans l'ovaire,
les exhalans nutritifs n'obéissant plus aux lois
ordinaires de la nutrition, avaient déposé les
matériaux qui s'étaient accumulés. Il est à re-
marquer que l'action exaltée et pervertie de ces
exhalans peut non-seulement former tous les matériaux immédiats des divers organes; mais encore produire des organes nouveaux, de nouveaux vaisseaux, de nouvelles membranes et tous
les élémens d'une nouvelle organisation. Quel
tissu dépose tous ces matériaux, forme et nour-
rit ces excroissances? Ce ne peut être que le tissu
exhalant nutritif. Comment l'expliquer par l'irritation des nerfs, des vaisseaux sanguins, des
vaisseaux lymphatiques, de la fibre musculaire?
Nous ne concevons pas mieux, par l'irritation

de ces tissus, la destruction d'une partie de l'utérus, de la vessie de l'intestin rectum qui établit
une communication entre ces organes dans les
cancers ulcérés, dont nous avons vu plusieurs
exemples. Nous ne pouvons expliquer cette destruction que par l'action exaltée et irrégulière
des absorbans nutritifs, quels que soient les vaisseaux destinés à cette absorption.

MALADIES DE LA PEAU.

De toutes les maladies de la peau que nous
avons eues à traiter, la variole est la seule qui nous
offre quelques considérations importantes. Dans
le court espace de deux ans elle a fait périr qua-
tre-vingt-dix-huit personnes dans la ville ; nous
ignorons le nombre de celles qui ont succombé
dans les faubourgs. Si l'on suppose que sur douze
malades il en soit mort un, il en résulterait qu'un
huitième de la population serait privée des heureux effets de la vaccine, le nombre des naissances ayant été à peu près de dix mille pendant ces
deux années.

Un rapport présenté au ministre de l'intérieur
par l'Académie royale de médecine sur les vac-
cinations pratiquées en France, en 1825, indi-

que le nombre des personnes vaccinées dans chaque département. Le département du Rhône est
du petit nombre de ceux qui n'ont transmis aucun renseignement, et cependant il a un comité
de vaccine composé de personnes d'un mérite
distingué; on y voit des magistrats, des litté-
rateurs instruits, des négocians distingués, mais
fort peu de médecins qui vaccinent. Nous exprimons
mons le désir de voir le soin des travaux relatifs
à la vaccine, rendu à la société de médecine.

Un grand nombre de variolés ont été traités
dans nos salles; quelques-uns ont succombé.
Nous pourrions citer des exemples de personnes
qui y ont contracté la petite vérole, en visitant
des malades atteints de maladies d'un autre genre,
et qui sont mortes hors de l'hôpital. De ce nombre est la domestique de M. M...., qui fut atteinte de cette maladie en visitant une femme
hydropique, voisine d'une personne atteinte de
petite vérole.

Dans cette maladie, comme dans les autres
maladies contagieuses, l'action spéciale des causes
morbifiques sur les tissus est évidente; le principe contagieux ne produit point, comme les
causes d'une autre nature, une simple irritation,
mais un enchaînement de symptômes qui en dé-

Jusque là, la maladie affecte une marche régulière; dans le cours de la fièvre, l'altération
du même tissu présente les périodes ordinaires
d'invasion, d'accroissement, d'état et de terminaison.

Il n'en est pas de même d'un autre ordre de
fièvres. Dans les fièvres ataxiques tout est irrégulier; l'altération passe d'un tissu à un autre tissu,
d'un organe à un autre organe; il n'existe plus
d'ordre dans le développement des symptômes;
les mouvemens réguliers, les sympathies ordinaires, n'existent plus; la marche de la maladie est
insidieuse.

Si nous nous rappelons que le système nerveux reçoit toutes les impressions, qu'il les transmet aux tissus des organes, qu'il est le régulateur de leur action, et qu'il est l'organe des
sympathies, nous n'aurons pas de peine à admettre
qu'il est le siége des troubles que les organes
indiquent chacun à sa manière. L'harmonie qui
doit régner entre les diverses parties du système
nerveux est détruite; l'action de quelques tissus
est troublée mortellement, tandis qu'elle s'exerce
dans d'autres comme dans l'état de santé : *Pulsus
bonus, urina bona, œger moritur.*

L'hypothèse, déjà surannée, qui a fait résider

toutes les fièvres dans l'inflammation supposée d'un seul organe, et qui assimile à la peste la simple fièvre d'un phlegmon, ne mérite plus une attention sérieuse.

Les causes qui font développer les fièvres, Causes. produisent une impression que toutes les parties du système nerveux peuvent recevoir, qu'elles soient appliquées sur la peau, sur les surfaces muqueuses, sur les organes divisés, ou qu'elles aient pénétré dans la circulation, car les vaisseaux sont aussi sensibles à l'impression du sang.

Cette impression, transmise aux tissus, affecte davantage ceux qui y sont le plus disposés par une exaltation préexistante, ou par une prédominance d'action. Ainsi, le cerveau s'affecte plus facilement dans l'enfance où son action prédomine, après une affection morale vive, ou un travail difficile qui l'exalte. Dans les tempéramens sanguins et pendant l'adolescence, ce sont les vaisseaux sanguins qui s'affectent de préférence, parce que leur action prédomine; dans les tempéramens bilieux, ce sont les vaisseaux sécréteurs du foie, etc. C'est ce que l'on désigne par l'expression usitée dans les écoles, de *prédisposition*.

Quelques causes ont aussi une action spéciale

sur les tissus : les liqueurs spiritueuses, les substances aromatiques, les narcotiques, agissent sur
le système nerveux d'une manière particulière à
chacune de ces substances.

D'autres causes dirigent leur action sur la circulation. Parmi celles-ci nous retrouvons les
liqueurs alcoholiques; quelques-unes altèrent la
sécrétion qui s'opère dans les cryptes muqueuses;
telle est une atmosphère froide et humide. Il
en est qui troublent l'action des vaisseaux sécréteurs de la bile; telle est l'influence de la chaleur pendant l'été, ou dans les climats chauds.

Quelques causes délétères portent un trouble
profond sur le système nerveux des deux vies,
et causent le typhus, la peste et les fièvres insi-
dieuses.

Voilà ce que nous démontre l'observation.

Signes.   Il est des signes propres aux altérations de
chaque tissu; c'est en les étudiant dans les organes affectés, que l'on parvient à connaître le
caractère d'une maladie. Nous bannissons de
notre esprit toute supposition d'un siége local,
ou d'un siége général de la maladie; elle n'est
propre qu'à entretenir une discussion oiseuse.
Ce n'est pas avec un esprit prévenu que l'on doit
rechercher la vérité; nous devons voir les objets

tels qu'ils se présentent. Nos regards doivent se porter sur tous les organes, sur tous les tissus affectés, et s'arrêter davantage sur ceux qui le sont le plus et dont les fonctions sont les plus importantes.

Nous examinerons donc successivement tous les organes dans une personne atteinte de fièvre, quel que soit son genre; dans chaque organe, dans les intestins, par exemple, nous ne nous bornerons pas à dire qu'ils sont irrités, qu'il y a gastro-entérite; mais nous chercherons à connaître, par des signes évidens, quels tissus sont affectés, de quelle manière ils le sont, s'il y a exaltation ou diminution d'action dans chacun d'eux. Ainsi nous aurons le tableau exact de chaque fièvre, tel que la nature l'a dessiné.

Lorsque nous aurons acquis par des signes Traitement. exacts la connaissance des tissus affectés et de leur mode d'altération, le traitement sera plus rationnel et plus facile.

Les médicamens ont, comme les causes des maladies, une action spéciale sur les tissus. Quelques-uns agissent sur le système nerveux, d'autres sur la fibre musculaire, un grand nombre sur la circulation, sur les sécrétions, etc. Dans l'estomac, par exemple, les substances qui agissent spécialement sur la fibre musculaire, provoquent ou modèrent le vomissement ; les narcotiques apaisent la douleur, les évacuations sanguines ont une action plus marquée, lorsque le sang afflue dans les vaisseaux irrités ; il est des médicamens qui diminuent la sécrétion muqueuse, etc.

Une semblable distinction est applicable aux tissus des intestins et de tous les organes.

La doctrine des tissus est donc encore, à nos yeux, la meilleure base de classification des médicamens.

Fièvres
intermittentes

Les considérations que nous venons d'émettre sur les altérations des tissus, s'appliquent aux fièvres intermittentes. Quelques efforts que l'on ait faits pour découvrir les causes de l'intermittence, nous sommes obligés de convenir qu'elles sont encore ignorées, parce qu'elles échappent à nos sens : les conjectures plus ou moins ingénieuses qui ont été établies, sont insuffisantes; le fait seul est démontré par l'observation qui nous guide dans le traitement.

Accès.
Fausse théorie.

Pour expliquer les deux premiers stades des accès fébriles, on a admis depuis Galien, et l'on admet encore un mouvement de concentration pendant le frisson, et un mouvement d'expansion pendant la chaleur de l'accès. On dit que, pendant le frisson, le sang, la chaleur et les forces de la vie, abandonnent les parties extérieures du corps, et se concentrent sur les organes profonds.

Comment se fait-il qu'une erreur si facile à démontrer, n'ait point encore été signalée? Si, pendant le frisson, le sang était refoulé dans les organes profonds, les mouvemens du cœur seraient plus marqués, et le battement des artères principales serait plus développé; on observe tout le contraire; les organes profonds seraient colorés, cependant, en examinant l'intérieur de la bouche, nous avons toujours vu la muqueuse pâle jusqu'au fond de la gorge, signe présumable de la pâleur des muqueuses intérieures; les organes parenchymateux seraient affectés comme dans les congestions sanguines, ou dans l'inflammation, ce qui n'a lieu au contraire que dans la période de chaleur. Si la chaleur était concentrée intérieurement, les malades la ressentiraient comme dans la fièvre lipyrique; leur haleine serait brûlante, ainsi que l'urine, pendant le frisson.

Dans le second stade, le sang et la chaleur devraient abandonner les organes profonds, et

cependant c'est alors que nous avons vu les battemens du cœur et des artères plus développés,
la membrane muqueuse de l'intérieur de la bouche colorée, et que l'haleine et les urines de nos
malades étaient brûlantes ; c'est aussi pendant la
chaleur de l'accès que les signes de congestion
et d'inflammation des viscères se sont fait apercevoir.

Sans doute un examen superficiel peut nous
tromper ; mais nous évitons cette erreur en por-
tant une attention profonde sur les fonctions des
organes intérieurs, et sur l'action des tissus qui
les composent.

Il nous semble plus exact de penser que pendant le frisson, le spasme admis par Hoffmann
et Cullen, refoule le sang dans les veines dont
la capacité est au moins trois fois plus grande
que celle des artères, et dont l'aspect bleuâtre
est alors très prononcé ; tandis que dans le deuxième stade de l'accès, le sang reflue dans les artères et dans les vaisseaux capillaires, par un
mouvement actif qui les dilate.

Les fièvres nombreuses qui ont été observées
dans cet hôpital, nous ont présenté des symptômes variés selon les tissus affectés. Les causes
qu'ils ont fait développer et les effets des moyens

de guérison employés, nous ont convaincus de leur action spéciale sur les tissus organiques.

Ce ne sont point les observations de fièvres qui manquent, mais bien l'analyse des symptômes considérés dans leur rapport avec les tissus élémentaires des organes. Le principe établi, cette analyse devient facile.

8

MÉMOIRE

SUR

LA CICATRISATION DES ULCÈRES DES INTESTINS.

QUEL est le mécanisme de la formation des ulcères des intestins dans les fièvres ?

Quel est le mécanisme de leur guérison ?

La membrane muqueuse se régénère-t-elle ?

Telles sont les questions que nous allons essayer de résoudre dans ce mémoire. Elles nous ont paru d'autant plus importantes qu'elles se lient à un sujet qui divise les médecins de nos jours, et que l'anatomie pathologique n'en a point encore donné la solution.

Deux malades que nous avions guéris de fièvres muqueuses adynamiques et ataxiques, se livrèrent à des écarts de régime et succombèrent. L'autopsie que nous fîmes avec soin, nous montra la désorganisation des intestins depuis son premier degré jusqu'à la cicatrisation complète des ulcères.

Depuis long-temps on admet que les ulcères des intestins peuvent se cicatriser. La guérison des malades qui avaient rendu par les selles du pus, ou des portions de membranes exfoliées, ne peut s'expliquer, en effet, que par la cicatrisation des ulcères intestinaux.

Comment se forment les ulcères, et comment la cicatrice se développe-t-elle ?

Cette cicatrice se convertit-elle en membrane muqueuse ?

Nous ne connaissons aucune observation d'anatomie pathologique qui donne la solution de ces questions. Pour jeter quelque jour sur cette matière qui est neuve à nos yeux, nous publions les deux observations suivantes, et les conséquences que nous en avons tirées.

1.re *Observation.* — Rose Guillon, âgée de vingt-un ans, ouvrière en soie, ayant son habitation dans la rue Noire, fut transportée à l'Hôtel-Dieu le 7 octobre 1825, au neuvième jour de sa maladie. Couchée au n.° 16 de la salle des premières femmes fiévreuses, elle nous présenta

mens abondans, l'estomac redevint douloureux.
Le délire reparut le 13, les forces s'anéantirent,
les lèvres étaient décolorées, le pouls devint
faible et très petit.

Le 19, les forces s'éteignirent, et la malade
mourut pendant la nuit.

Autopsie, le 21 au matin. Maigreur et pâleur
générales. Tête : point de sang dans les sinus ,
un caillot alongé et gélatiniforme dans le sinus
longitudinal supérieur, aucune trace d'altération
de l'arachnoïde , légère injection des vaisseaux
de la pie-mère. Consistance très grande du cerveau, du cervelet et de la moelle alongée ; très
peu de sérosité dans les ventricules, plexus cho-
roïdes rouges.

Poitrine : poumons marbrés, mous, sans trace
d'altération , refoulés en haut au niveau de la
quatrième vraie côte à droite, et de la cinquième
à gauche ; cœur peu volumineux , pâle, conte-
nant un peu de sang non coagulé dans le ventricule droit ; peu de sang s'écoule après la sec-
tion des veines.

Abdomen : l'estomac et les intestins dilatés
par des gaz, refoulaient supérieurement le dia-
phragme et le foie ; cet organe était peu volumineux, la vésicule du fiel était distendue par de la

bile de couleur verte. Un tubercule blanc existait près de la scissure de la rate.

L'estomac contenait environ huit onces de liquide coloré par la bile; sa surface intérieure, d'un gris pâle, était parsemée de points rouges près de son extrémité pylorique; le duodénum, d'une couleur pâle, contenait beaucoup de bile; le jéjunum et l'iléon contenaient de la bile jaune et liquide dans le premier de ces intestins; verte, et épaissie dans le second. Quelques points rouges existaient dans le jéjunum; ils se multipliaient dans l'iléon, surtout vers sa partie inférieure qui présentait des traces assez nombreuses d'ulcérations, dans un espace de dix-huit pouces.

Quelques vaisseaux dilatés existaient dans les gros intestins, qui contenaient des matières consistantes et verdâtres.

Les ulcères des intestins, arrondis et plus ou moins ovalaires, avaient un diamètre de six à dix lignes; leurs bords, frangés par la destruction inégale de la membrane muqueuse, étaient entourés d'un bourrelet brun, au-delà duquel la muqueuse était intacte; leur surface pâle, examinée avec soin, nous a présenté les résultats suivans d'une cicatrisation commençante, avancée ou achevée.

Description des ulcères.

Ceux dont le travail paraissait commencé, étaient couverts d'une pellicule très fine, transparente et brillante, même après avoir été lavée ou raclée doucement avec le scalpel. Cette pellicule, agitée dans un point avec l'extrémité de l'instrument, recevait, dans sa totalité, un mouvement qui se communiquait vers la circonférence au bourrelet de la muqueuse à laquelle elle adhérait visiblement. Elle reposait sur un tissu cellulaire assez lâche pour permettre ce mouvement isolé de celui des membranes subjacentes. On apercevait les bords frangés et le bourrelet brun tout autour de cette cicatrce naissante.

Dans d'autres ulcères où le travail paraissait plus avancé, la pellicule était plus épaisse, légèrement opaque dans une partie de son étendue ; les bords frangés, confondus avec elle, s'apercevaient à peine ; le bourrelet affaissé ne présentait plus qu'un cercle moins brun et aplati, auquel les mouvemens étaient plus fortement communiqués par la pointe de l'instrument.

Dans les ulcères où la cicatrice était presque achevée, la pellicule avait acquis l'épaisseur, la consistance et l'aspect de la membrane muqueuse ; dans les parties où le travail était le plus avancé, les bords frangés avaient disparu ; le bourrelet était remplacé par une trace moins brune, qui cessait d'exister dans quelques points. Cette trace brune indiquait aisément encore l'étendue et la forme qu'avait eues l'ulcère. Dans ceux où cette trace brune avait disparu en partie, l'on ne voyait plus aucune différence entre la cicatrice achevée et la membrane muqueuse avec laquelle elle était continue : même aspect, même épaisseur ; la membrane muqueuse était régénérée.

Peu nombreux dans la partie la plus élevée, les ulcères se multipliaient inférieurement, et, dans l'espace de cinq pouces au-dessus de la valvule, toute la surface intestinale était altérée. Cette surface était brune, présentait çà et là des traces de cicatrice, et, dans la plus grande partie, des fongosités d'une ligne à peu près d'élévation. Le bord libre de la valvule était la ligne de démarcation de la partie malade et de la partie saine ; sa face intérieure, répondant au gros intestin, était de couleur naturelle, d'un gris pâle.

2.me *Observation*. Philibert Delorme, âgé de vingt-trois ans, d'un tempérament sanguin, ouvrier en soie, arriva de Paris le 20 novembre ; il avait eu froid dans la voiture où il passa trois jours et trois nuits ; après son arrivée il éprouva un malaise général , et prit pendant quelques jours de l'infusion de sureau. Toujours fatigué , après dix jours , il prit en deux fois, à demi-heure d'intervalle , un litre d'un vin généreux , dans lequel il avait fait bouillir une grande quantité de fleurs de sureau. Il eut des sueurs abondantes , de l'oppression , et l'estomac devint douloureux.

Transporté quatre jours après à l'hôpital , dans la salle St-Jean , il présenta les symptômes suivans à ma visite du 7 décembre 1823 :

Visage coloré , faiblesse générale , céphalalgie frontale , tintement des oreilles , insomnie; langue blanche au milieu , rouge sur les bords , épigastre douloureux ; diarrhée depuis plusieurs jours ; pouls élevé , souple , chaleur de la peau , légère moiteur.

Boissons mucilagineuses ; diète.

Le 8 , le ventre était douloureux et météorisé , la diarrhée était plus abondante , le pouls élevé résistait davantage à la pression.

Saignée de bras de quinze onces , infusion de mauve édulcorée avec le sirop de limon.

Le 9 , même état ; mêmes boissons.

Le 10 , diarrhée séreuse , abondante ; coliques violentes , paroxisme le soir. Huit sangsues appliquées sur l'abdomen donnèrent beaucoup de sang. Le 11, les douleurs et le météorisme ont diminué. Le 12, *idem*.

Le 13, les douleurs abdominales persistent. Dix sangsues sur le ventre, le sang a coulé abondamment ; cataplasmes émolliens, lavement de décoction de graines de lin, boissons calmantes et mucilagineuses.

Le 14, la langue est moins rouge ; les tintemens d'oreille ont disparu avec la douleur de tête ; le ventre est moins douloureux et la diarrhée moins forte. La fièvre persiste avec un paroxisme très marqué chaque jour.

Du 14 au 18 il y a eu chaque jour un léger accès de fièvre. Deux grains de sulfate de quinine par jour ont été administrés ; boissons mucilagineuses, infusion de feuilles d'oranger, cataplasmes et lavemens émolliens.

Le 20, le malade est mieux ; la diarrhée a cessé et le ventre est peu tuméfié ; les forces sont meilleures.

Le mieux se soutient les jours suivans, et la convalescence commence.

Le 29, le malade peut se promener hors de l'hôpital ; malheureusement il en profite pour satisfaire amplement son appétit.

Revenu dans la salle, il éprouva une fièvre violente, et les coliques recommencèrent.

La fièvre continua les jours suivans ; le ventre se météorisa de nouveau, et la diarrhée reparut. Le 2 janvier, le délire survint ; il augmenta, ainsi que les autres symptômes. Le 6, prostration des forces, ventre très balloné. Mort le 7.

Autopsie le 8. La tête et la poitrine ne nous ayant offert aucune trace d'altération bien remarquable, nous dirigeâmes toute notre attention sur les organes de l'abdomen.

La membrane interne de l'estomac était pâle.

Les intestins grêles qui contenaient peu de matières colorées par la bile, présentaient des traces d'inflammation et des ulcérations peu nombreuses au jéjunum, et multipliées vers la partie inférieure de l'iléon. Cette altération existait à des degrés variés.

1.º Dans les points seulement enflammés, la membrane muqueuse était tuméfiée, rose, ramollie, comme fongueuse dans l'espace de trois ou quatre lignes. 2.º Dans quelques autres, on apercevait au centre de cette fongosité un point d'un rouge brun, comme si un vaisseau divisé eût laissé échapper un petit caillot de sang. 3.º Ailleurs on apercevait au centre une très petite ulcération entourée d'un petit cercle noir, autour duquel le boursoufflement ne s'étendait pas au-

(125)

delà de deux ou trois lignes. Cet ulcère com-
mençant avait déjà détruit toute l'épaisseur de
la membrane muqueuse. 4.° Dans d'autres parties, surtout inférieurement, les ulcérations s'é-
taient étendues et avaient huit à dix lignes de
diamètre; elles étaient bordées d'un cercle noir,
comme s'il eût été tracé inégalement avec de l'en-
cre ou avec un crayon; autour de cette ligne
noire, un bourrelet rouge, fongueux, s'étendait
à quatre à cinq lignes de l'ulcération.

Ces ulcères, dont les bords étaient perpendi-
culaires, étaient pâles dans toute leur surface,
et ne paraissaient avoir détruit que la membrane
muqueuse. La plupart étaient recouverts d'une
pellicule, tantôt fine et transparente, tantôt plus
épaisse et opaque, tantôt ayant en partie l'aspect
de la membrane muqueuse intacte, avec une diminution proportionnée du cercle et du bourrelet,
exactement comme dans l'observation précédente.
Ces divers degrés d'altération existaient surtout
vers la fin de l'intestin grêle, et à la face supérieure de la valvule iléo-cœcale; sa face inférieure, pâle comme la muqueuse des gros intestins, paraissait intacte; le bord libre de cette
valvule était encore ici la ligne de démarcation
qui séparait la partie saine de la partie malade.

pièce sans trace d'inflammation. 4.° Nous avons
vu encore des aphtes détruire la membrane muqueuse et pâle de la langue sans apparence d'inflammation. 5°. Dans les ulcères des intestins
l'inflammation est moins grande lorsqu'ils com-
mencent, pourtant l'ulcération fait des progrès;
elle est plus forte dans une période plus avancée,
et cependant la guérison s'opère. 6.° Les ulcères
sont aussi grands et aussi nombreux dans les
intestins pâles des personnes qui ont été soumises
à d'abondantes évacuations sanguines, que dans
les intestins colorés des personnes qui n'ont point
été saignées : plusieurs fois nous l'avons vérifié.

Si, au lieu de confondre l'irritation avec l'inflammation, et de la considérer d'une manière
trop vague dans un organe, nous lui rendons
son véritable sens, nous arriverons à une solution
plus satisfaisante et plus physiologique. Ses effets
ne sont point les mêmes dans les divers tissus
dont elle exalte l'action. Dans les absorbans nutritifs elle produit la désorganisation, les ulcérations. Lorsque les absorbans nutritifs puisent
dans un organe plus de molécules qu'ils ne doivent en reporter dans la circulation, il y a dé-
perdition de substance; c'est là tout ce que nous
apercevons dans la formation des ulcères des
membranes.

Puisque l'inflammation ne nous fait pas connaître le mécanisme de la formation des ulcères, comment peut-on l'expliquer ? Voici comment, aidé de la connaissance des tissus élémentaires et de leur action, nous concevons le développement des phénomènes qui se lient à l'ulcération.

Lorsque le premier degré d'action exaltée des absorbans nutritifs s'exerce sur le tissu vasculaire, comme sur les autres parties qui constituent la membrane, il irrite ces vaisseaux dont trop de molécules sont absorbées. L'irritation vasculaire n'est autre chose que l'inflammation que décèle l'afflux du sang : c'est le premier degré de l'altération que nous avons signalée. Lorsqu'un vaisseau est percé par cet excès d'absorption, une gouttelette de sang s'échappe; de là le point noir que nous avons aperçu au centre de cette petite inflammation. La formation de l'ulcère, son accroissement, et le bourrelet inflammatoire qui l'entoure, s'expliquent de même par l'absorption successive des molécules.

L'irritation ulcérative est donc celle qui accroît l'action des absorbans nutritifs.

Nous venons de voir le rôle que jouent les absorbans nutritifs dans la formation des ulcères; Remarques sur la cicatrisation.

9

voyons comment les exhalans nutritifs en opèrent
la guérison.

Aucun bourgeon charnu ne paraît sur la surface
de l'ulcère des intestins ; une pellicule fine, transparente et lisse la recouvre ; unie dans son con-
tour à la membrane muqueuse, elle repose sur
un tissu cellulaire mobile, qui lui permet de se
prêter aux mouvemens de l'intestin. Déjà sa surface est lubrifiée comme pour faciliter le passage
des matières qui glissent sur elle. C'est le commencement de la cicatrice, et le premier pas vers
la guérison.

Bientôt cette pellicule reçoit de nouveaux matériaux des exhalans nutritifs ; elle s'épaissit,
devient opaque et blanche ; elle acquiert plus de
consistance ; c'est alors que diminue l'inflammation qui l'entoure. Les vaisseaux capillaires sanguins n'étant plus irrités par les absorbans nutritifs, dont l'action est devenue régulière, les
bords s'affaissent, la rougeur diminue, le sang
épanché disparaît, ses molécules rentrent dans
la circulation par l'action réglée des absorbans.

Le travail de la guérison s'avance, la cicatrice
se perfectionne, la membrane nouvelle acquiert
le complément de son organisation par les matériaux qu'apportent sans cesse les exhalans nu-

tritifs; elle prend la consistance, l'épaisseur et l'aspect de la membrane qu'elle a remplacée; il n'existe plus de différence entre elle et celle qui l'entoure; elle est rendue aux mêmes fonctions; la membrane muqueuse est régénérée.

L'harmonie s'est rétablie dans l'action de tous les organes de l'économie animale, et la guérison s'achève.

Que de précautions, que de soins pour empêcher que cette harmonie ne soit de nouveau rompue, et pour ne pas troubler cet admirable travail qui opère la régénération des organes détruits! Une imprudence rétablit le désordre; c'en est fait. La mort ne laisse après elle que des sujets de méditations, souvent utiles encore à la science.

MÉMOIRE

LE GLOBE ANTIPÉRISTALTIQUE DES VOIES DIGESTIVES.

———

Nous désignons, sous la dénomination de globe antipéristaltique, la maladie qui fait le sujet de ce mémoire, parce que ce titre présente le double avantage d'indiquer le symptôme caractéristique, et de faire connaître sa nature.

Deux variétés.   Dans les observations que nous avons recueillies, cette maladie a offert deux variétés sous le rapport du siége qu'elle occupe. La première variété est le globe antipéristaltique des intestins; la deuxième est le globe antipéristaltique de l'œsophage. Nous n'avons point vu ces variétés réunies.

Le célèbre Cullen est le seul auteur que nous connaissions qui ait fait mention de cette maladie. Il n'en a point donné de description particulière; il l'a confondue avec l'hystérie à laquelle il dit que l'homme est sujet. Cette opinion paraît lui être particulière, puisque les divers auteurs qui ont traité de l'hystérie la considèrent comme une maladie propre au sexe féminin, ainsi que son nom l'indique.

Bien que le globe antipéristaltique ressemble au globe hystérique, il en diffère sous les rapports les plus importans, à peu près comme les convulsions que l'homme éprouve diffèrent des convulsions hystériques. L'utérus est considéré comme le point de départ de tous les phénomènes hystériques ; les fibres musculaires des voies digestives ne sont affectées que sympathiquement et d'une manière passagère. Le globe antipéristaltique n'appartient ni au même sexe, ni au même âge; il naît sous l'influence de causes bien différentes : sa marche n'est point la même, et le traitement offre des différences remarquables, ainsi qu'on peut s'en convaincre dans la description générale que nous allons en faire, et dans les observations que nous avons recueillies.

Les hommes dans lesquels nous avons observé cette maladie avaient atteint l'âge adulte avancé ou la première vieillesse. La pression exercée sur le ventre par des corps durs, et répétée

Globe antipéristaltique des intestins.

chaque jour dans l'exercice de certaines profes-
sions, en a été la cause ordinaire; une mauvaise
nourriture et un travail forcé paraissent avoir
contribué à la produire.

Dans les premiers temps de la maladie il n'existait d'autres symptômes que les douleurs abdominales reproduites par le travail, et un trouble
dans la digestion; ils indiquaient que l'estomac
et les intestins étaient le siége du mal; la fibre
nerveuse paraissait seule irritée.

Lorsqu'après un temps plus ou moins long,
l'irritation s'était portée sur la fibre musculaire,
les malades éprouvaient la sensation d'un globe
qui paraissait d'abord à la partie inférieure et
gauche de l'abdomen, s'élevait en parcourant
divers circuits jusqu'à l'estomac, où il se terminait par l'issue d'un plus ou moins grand volume
d'air que le malade rendait par la bouche; alors
il était soulagé; souvent les malades vomissaient
un fluide acide et brûlant, ou les alimens, et
ils se trouvaient mieux.

Cette boule, qui parcourait les intestins de bas
en haut, était ordinairement du volume du poing,
arrondie et rénittente, sensible à la vue et au
toucher. Les malades en arrêtaient la marche
par la pression de haut en bas; ils la faisaient

même un peu descendre, et apaisaient ainsi la douleur violente qu'ils éprouvaient. Cette douleur était tellement vive, qu'elle faisait pousser des cris, et qu'elle obligeait à tenir le ventre courbé.

Le globe antipéristaltique paraissait formé par de l'air que la contraction intestinale intervertie refoulait de bas en haut jusque dans l'estomac; souvent il y en avait plusieurs dans le même temps. Parvenu dans l'estomac, l'air était rendu par le haut, et la crise cessait.

Dans l'intervalle des crises, les malades n'éprouvaient plus aucune douleur; l'abdomen était souple et insensible à la pression; ils pouvaient se coucher et se livrer au sommeil.

Le pouls était petit et lent, la respiration facile, la peau pâle et un peu froide, les urines ordinairement naturelles; les selles étaient rares; lorsqu'elles avaient lieu et lorsque des gaz étaient rendus par l'extrémité inférieure du tube intestinal, les malades se trouvaient bien.

Les crises qui se renouvelaient une ou plusieurs fois par jour à des heures variées, plus ordinairement le soir, duraient quelques heures, souvent toute la nuit; elles existaient pendant plusieurs jours chez un de nos malades. Les alimens, une nouvelle pression, ou un travail pénible, en provoquaient le retour.

Les alimens de difficile digestion étaient toujours nuisibles; quelques malades ne pouvaient supporter que le lait seul ou coupé avec de l'eau, les bouillons de riz ou d'herbes, et les boissons douces. Le vin a plusieurs fois rappelé les douleurs.

Un de nos malades fut obligé d'abandonner sa profession de tisserand pour éviter les pressions qui renouvelaient son mal; le travail de la terre, auquel il se livra d'une manière pénible pour pourvoir à la subsistance de sa famille, fit reparaître les crises.

Le globe antipéristaltique des intestins se reproduisait chaque année, par périodes de plusieurs mois, sous l'influence d'un travail indispensable aux personnes d'une classe pauvre qui n'existe que par le produit de ce travail. Vers la fin de chaque période, les crises devenaient moins fréquentes et moins douloureuses. Le moins âgé de nos malades n'a éprouvé cette maladie que pendant plusieurs mois; cinq années se sont écoulées sans qu'elle ait reparu; il a eu soin, à la vérité, de se reposer et de se mettre à un régime sévère, lorsqu'il éprouvait quelques malaises.

Le globe antipéristaltique des intestins est une

maladie d'autant plus grave qu'elle reparaît pendant de longues années, qu'elle affaiblit les malades qui ne peuvent se nourrir, et qu'elle affecte une classe qui ne peut se passer des secours d'une profession qui est devenue nuisible.

Jusque-là l'irritation paraît se borner à la fibre musculaire dont l'action seule est troublée; elle peut s'étendre à d'autres tissus, dans une période avancée de la maladie. Si elle se porte sur les vaisseaux capillaires sanguins, elle devient inflammatoire; alors on distingue aisément ces deux irritations par l'apparition du globe antipéristaltique et par les signes de l'inflammation, tels que la douleur continuelle dans l'intervalle des crises, susceptible d'être accrue par la pression, et le pouls fébrile. C'est sous cette forme que nous l'avons observée dans Mossu (troisième observation).

Si l'irritation que cause la pression répétée sur l'abdomen se porte sur les exhalans nutritifs de l'estomac ou du pylore, elle fait développer le squirrhe, qui, ainsi que les diverses excroissances, est le résultat d'un excès et d'un trouble d'action des exhalans nutritifs. Dans l'observation d'Estrassia (quatrième observation), on distinguait les symptômes du squirrhe et les phénomènes du globe antipéristaltique ; cette dernière maladie est loin d'être la plus grave.

La première condition pour obtenir la guérison de la maladie que nous venons de signaler, consiste à soustraire les malades à l'influence de la cause qui lui donne naissance. Lorsque nos malades cessaient leur travail, et qu'ils n'éprouvaient plus les effets d'une pression forte sur l'abdomen, leur guérison était plus facile. Le globe reparaissait par l'effet d'une nouvelle pression ou par un exercice violent ; celui de nos malades qui avait été obligé de changer de profession, fatigué par un nouveau travail pénible, fut aussi forcé de le suspendre.

Une espèce de plastron qui, reposant sur la poitrine, mettrait les viscères à l'abri de toute pression, préviendrait le retour du mal. C'est ainsi que s'en est garanti un malade guéri depuis plusieurs années.

Cette première condition serait insuffisante sans le secours d'un régime très sévère. Les alimens difficiles à digérer rappellent les crises, particulièrement ceux qui contiennent beaucoup de fécule et qui exigent une plus grande action des intestins.

Les crêmes de riz, les bouillons d'herbes et

le lait seul, ou mêlé à de l'eau d'orge ou à de l'eau simple, ont nourri nos malades pendant le traitement, sans produire le retour du globe antipéristaltique. Le vin causait une excitation nuisible.

Ce que nous venons de dire fait penser que les boissons douces et mucilagineuses sont utiles ; nous y avons eu recours.

Les causes étant éloignées par les précautions dont nous venons de parler, le mal se reproduit de lui-même, si l'on ne détruit l'irritation musculaire. Il est une classe de médicamens qui agissent d'une manière spéciale sur la fibre musculaire, comme calmans : ce sont les antispasmodiques. Toujours nous avons apaisé cette irritation, lorsqu'elle paraissait exister seule, par la valériane en infusion, en extrait ou en poudre, par l'assa-fœtida et par de légères doses de camphre ; ces dernières substances ont été ordinairement administrées sous forme de bol. Nous avons employé avec avantage quelques grains de poudre de quinquina, unis à la poudre de valériane, dans l'intention de rétablir doucement les forces digestives. L'infusion de feuilles d'oranger, le petit-lait, ont été employés avec succès.

Les purgatifs, loin de rétablir le mouvement péristaltique des intestins, ont augmenté les douleurs d'un malade auquel ils avaient été administrés. Les lavemens émolliens nous ont paru le meilleur moyen de faciliter les selles. Les malades sont mieux lorsqu'on obtient cet effet; souvent nous y avons eu recours.

Globe antipé-
ristaltique de
l'œsophage.

Le globe antipéristaltique de l'œsophage est la seconde variété de la maladie que nous décrivons. Elle est caractérisée par la sensation d'une boule qui se forme à l'épigastre, remonte dans la poitrine avec une sensation de pesanteur, et qui se termine au cou par un sentiment de strangulation. La respiration est un peu gênée; il n'y a ni douleur ni pesanteur de tête. Les intestins ne paraissent point affectés; il n'existe ni douleur ni tuméfaction abdominale.

La maladie paraît résider uniquement dans les fibres musculaires de l'estomac et de l'œsophage ; l'action des autres tissus n'est point troublée.

Les deux personnes qui nous les ont présentées avaient été atteintes de rhumatisme. Dans l'une, le rhumatisme avait fait place à des dartres qui disparurent quelque temps avant l'apparition du globe antipéristaltique de l'œsophage. Les crises se manifestaient le soir; elles reparaissaient toutes les fois que le malade voulait satisfaire son appétit; elles étaient nulles ou légères lorsqu'il se bornait à prendre une petite quantité d'alimens. Les affections morales vives les faisaient aussi reparaître; un régime sévère et léger, et quelques médicamens antispasmodiques, ont opéré la guérison.

Dans le second malade, les douleurs rhumatismales existaient lorsque le globe se fit apercevoir; il était reproduit par leur violence, et il se dissipait lorsque les douleurs avaient été apaisées.

Nous avons lieu de penser que cette seconde variété du globe antipéristaltique des voies alimentaires, a été confondue avec l'angine de poitrine. Butter et Jurine disent : « Quand la dou- « leur est fixée au creu de l'estomac, il arrive « qu'elle remonte quelquefois jusqu'au bas du « cou, où elle cause de la suffocation. » Elle en diffère essentiellement. Dans le globe antipéristaltique, il n'y a point de sternalgie; « et sans « douleur sternale, dit Jurine, il n'y a point « d'angine de poitrine..... Les malades, ajoute- « t-il, boivent, mangent et fonctionnent dans

« l'intervalle de leurs accès, comme ils le fai-
« saient auparavant. » Or, un de nos malades
n'éprouvait ses crises qu'après avoir mangé.
Jurine n'a pas vu de personnes atteintes d'angine
de poitrine au-dessous de cinquante ans. Notre
malade n'avait que trente-six ans, bien que l'âge
ne puisse pas présenter une différence caractéristique; la marche de la maladie et sa terminaison offrent des différences plus importantes.
Dans l'angine, les accès augmentent d'intensité,
et la terminaison est ordinairement funeste; dans
notre malade, les premiers accès furent les plus
violens; les suivans diminuèrent successivement,
et la guérison s'est opérée. Les opinions si différentes, émises sur la nature de l'angine de
poitrine, prouvent qu'elle n'est point encore bien
connue.

L'histoire générale que nous venons de tracer
du globe antipéristaltique des intestins et de
l'œsophage, n'est que le résultat des observations que nous avons faites sur l'homme. Nous
croyons cependant que les femmes y sont sujettes, et nous aurions pu en citer des exemples;
mais sa ressemblance avec le globe hystérique,
nous a engagé à éviter le reproche de les con-

fondre. Nous allons nous borner à indiquer quelques différences essentielles.

Dans l'hystérie, les intestins ne sont affectés, avons-nous dit, que sympathiquement, et non d'une manière essentielle ; les contractions irrégulières ne se bornent point aux organes digestifs ; elles déterminent, lorsque la maladie est portée à un haut degré, des agitations convulsives des membres avec perte de connaissance. Dans les intervalles des crises, les personnes qui en sont atteintes peuvent satisfaire leur appétit.

Les femmes qui nous ont présenté le globe antipéristaltique ne pouvaient supporter les plus légers alimens. Tous les phénomènes de la maladie, portée au plus haut degré, étaient bornés aux organes de la digestion, siége des douleurs les plus vives et de la plus grande anxiété. Il n'y avait point de perte de connaissance ; une maigreur extrême était la suite de cette maladie, qui existait chaque jour pendant plusieurs mois, accompagnée de violens spasmes de l'estomac.

Nous avons cru utile d'appeler l'attention des médecins observateurs sur une maladie que nous n'avons vue décrite nulle part.

1.ʳᵉ *Observation*. Jean Bérard, âgé de soi-
xante-quatre ans, charpentier à Beno, près Montluel, maigre et pâle, entra à l'Hôtel-Dieu le 1.ᵉʳ
septembre 1820. Il éprouvait par accès la sensation d'une boule mobile qui remontait de la partie inférieure gauche du ventre à l'épigastre,
vers l'orifice cardiac, en faisant divers circuits
dans l'abdomen. Il rendait beaucoup de vents par
le haut, et il était soulagé. Cette tumeur mobile,
qu'il comparait à une tête de chat, à raison de
son volume, me parut au toucher être l'effet de
la distension de l'intestin par de l'air qui dé-
plaçait de bas en haut la contraction antipéristaltique. L'issue de l'air, par les voies supérieures,
faisait disparaître le globe simulant l'hystérie.

La maladie existait depuis huit ans, et avait
augmenté par gradation. Doué d'une bonne constitution, il n'avait eu ni indigestion, ni diarrhée,
ni hémorroïdes, et il n'avait éprouvé aucune affection morale. Cinq ans avant l'invasion, il avait
été malade pendant trois mois, et s'était bien rétabli.

Pendant les deux premières années, le malade
n'éprouvait que des douleurs légères, et sa digestion était laborieuse ; ensuite il ressentit le
globe mobile et tellement douloureux, qu'il fut

obligé d'abandonner son travail, pendant lequel le ventre était souvent comprimé.

Les crises se manifestaient indifféremment le matin et le soir, le jour et la nuit; les alimens et les boissons en provoquaient le retour. Pendant six ans, il fut obligé d'abandonner l'usage du vin; lorsqu'il voulait en boire un peu, il éprouvait pendant deux jours des contractions tellement douloureuses, qu'il jetait des cris. Les alimens qui le fatiguaient le plus étaient les haricots, les pommes de terre et les fruits: Les bouillons d'herbe lui faisaient mal. Sa nourriture ordinaire était la crême de riz et les soupes de maïs. Les viandes étaient supportées, mais il en mangeait rarement. Les chaleurs de l'été rendaient aussi les crises plus fréquentes; il les éprouvait moins fortes pendant l'hiver; il buvait avec avantage du petit-lait pendant l'été.

Lorsque les crises avaient paru, elles duraient un, deux et jusqu'à sept jours; il était alors obligé de se tenir assis sur son lit, ne pouvant res- ter couché; il se pressait doucement le ventre, arrêtait le globe et suspendait la douleur.

Lorsqu'il rendait par le haut de l'air brûlant, disait-il, comme le feu, il était soulagé pendant quelques jours. Le vomissement d'une eau acide et brûlante, ainsi que les selles qui étaient rares, produisaient un calme semblable, qui n'était que de quelques jours. Les urines, qu'il rendait fréquemment en petite quantité, étaient claires; l'épigastre était sans tuméfaction et sans douleur.

La respiration n'était gênée que par les douleurs du ventre; le pouls était petit, faible, lent, égal et régulier. Le sommeil avait lieu quand il n'existait pas de douleur; la peau, un peu pâle, était habituellement froide et sèche.

Pendant son séjour à l'hôpital, je mis le malade à l'usage de quatre bols d'assa-fœtida chaque jour. Il en éprouva d'heureux effets; il lui semblait que ce remède faisait descendre les globes qui étaient quelquefois au nombre de deux et trois, séparés par des intervalles, et la douleur était moins forte, moins brûlante. Il éprouvait de bons effets de la chaleur appliquée sur le ventre, et des lavemens adoucissans et laxatifs; la soupe de bouillon et un peu de viande bouillie paraissaient se digérer aisément, prises en petite quantité. Les globes devenus moins douloureux, quelquefois avec bruit, supportaient la pression, et le malade les faisait descendre avec la main. Ayant voulu essayer de boire un

peu de vin, il en fut fatigué pendant plusieurs
jours.

Après deux mois de séjour à l'hôpital, ses
crises devinrent moins douloureuses et moins
fréquentes ; il demanda à s'en aller.

2.me *Observation.* Jacques Terrabon, âgé de
quarante-deux ans, d'une constitution lymphatique, avait exercé la profession de tisserand pendant vingt ans. Sa maladie l'ayant obligé de
l'abandonner, il était depuis un an cultivateur,
et habitait le village de Solignac, dans une vallée
du Puy-de-Dôme. Père de quatre enfans, il tra-
vaillait jour et nuit pour les nourrir.

Depuis plusieurs années, il éprouvait chaque
jour, après le travail, des crises douloureuses
dans l'abdomen, avec la sensation d'un corps qui
remontait vers l'estomac, et qui quelquefois redescendait. Légères dans le principe, les crises
ne duraient qu'un quart-d'heure, puis une demi-
heure, ensuite davantage ; elles étaient devenues
si fortes, qu'elles l'obligeaient à crier, disait-il,
comme un perdu ; il ajoutait : «Oh ! c'est un mau-
vais mal ! »

Pressé par le besoin de manger souvent, les
alimens renouvelaient ses douleurs, et il éprou-

vait de violentes envies de vomir. Après avoir vomi, il était soulagé ; il a souvent mis ses doigts au gosier pour provoquer le vomissement.

Exposé au froid et à la pluie en se rendant à l'Hôtel-Dieu, il eut une crise si violente, qu'il perdit connaissance et qu'on le crut mort.

Entré à l'hôpital le 31 octobre 1820, il était sans fièvre ; il y avait une pâleur générale, les muscles étaient développés. Il fut tranquille pendant le jour ; le ventre était souple et sans douleur. Toutes les fonctions paraissaient conserver l'ordre naturel. Le lendemain au soir 1.er novembre, une heure et demie après avoir mangé une soupe, il fut subitement atteint d'une crise violente, marquée par une douleur vive dans la région hypogastrique, avec constriction forte et la sensation d'un globe qui remontait à l'épigastre, au bas des côtes de la partie gauche de la poitrine. La douleur, qui dura toute la nuit, l'obligea à rester assis sur son lit ; elle ne se dissipa que le matin par une selle qui eut lieu après la chute de la boule.

Des bols de camphre et de nitre furent prescrits : tisane de guimauve, infusion de feuilles d'oranger ; soupes légères.

Le 4 novembre, le malade a ressenti, pendant

la nuit, la boule douloureuse remonter successivement aux deux côtés du ventre, jusqu'à l'orifice cardiaque. Prescription : dix grains de quina,
unis à dix grains de poudre de valériane. Les
mêmes accidens se renouvelèrent le soir et se
dissipèrent le lendemain matin.

Une légère dose de magnésie, administrée le
6 avec la poudre de quina, cause quelques évacuations séreuses, et rappelle la douleur.

Les jours suivans, le malade éprouve une légère inflammation érysipélateuse autour des pau-
pières de l'œil gauche. Pendant sa durée, les douleurs abdominales furent légères.

Le malade fut ensuite mis à l'usage de la poudre de valériane, unie à la poudre de quina, des
boissons délayantes et du lait coupé avec l'eau
d'orge ; il s'était toujours bien trouvé de l'emploi du lait.

Les crises étant devenues moins fréquentes et
beaucoup moins douloureuses, le malade demanda à quitter l'hôpital.

Les deux observations précédentes offrent deux
exemples du globe antipéristaltique dans sa plus
grande simplicité, sans être lié à aucune autre
maladie. L'affection était bornée aux intestins ;

il n'en est pas de même des observations qui suivent.

3.me *Observation*. Mossu, faiseur de chaises, rue des Capucins, âgé de trente-six ans, d'une forte constitution, était chaque jour obligé d'exercer une forte pression sur le ventre avec un corps dur, en préparant des bois de chaises; après une course pénible qui le fit suer abondamment, il fut atteint d'une pleurésie forte qui céda aux évacuations sanguines, aux boissons délayantes et au repos absolu.

Lorsque les douleurs abandonnèrent la poitrine, elles se portèrent au ventre et produisirent des crises violentes, pendant lesquelles le malade éprouvait la sensation d'une boule qui remontait de la partie inférieure de l'abdomen jusqu'à l'épigastre; elles se terminaient par des éructations, quelquefois par un vomissement de matières muqueuses. Les douleurs abdominales qui persistaient dans l'intervalle, et un léger mouvement fébrile firent croire à l'existence d'une inflammation des intestins. Elles cessèrent d'exister après trois semaines, pendant lesquelles on appliqua des sangsues aux cuisses et des cataplasmes sur le ventre, alternés avec des fomentations; la diète fut observée.

Le globe antipéristaltique continua à se renouveler chaque jour; sensible à la vue et au toucher, il avait le volume d'une grosse pomme. Il
était accompagné de douleurs qui étaient augmentées par une pression un peu forte, et qui
obligeaient le malade à rester couché. Elles étaient
assez fortes pour l'obliger à se plaindre. Le visage était peu coloré, la respiration était un peu
gênée par le défaut du libre mouvement de l'abdomen; le pouls était lent, un peu concentré,
et la chaleur naturelle.

Les boissons mucilagineuses, le petit-lait, l'infusion de feuilles d'oranger étaient alternés. La
valériane, l'assa-fœtida, le camphre, la poudre
de quinquina et les lavemens émolliens, furent
employés. La maladie devenait un peu moins
forte; elle reprenait son intensité lorsque le malade, voulant satisfaire son appétit, s'écartait d'un
régime sévère.

Lorsque le malade crut pouvoir reprendre son
travail, le mal recommença à être très douloureux. Le repos fut absolu, et la guérison complète au bout de quatre mois.

Depuis cette époque, il a repris ses occupations
avec l'attention d'éviter les pressions fortes sur
l'épigastre. Il a acquis de l'embonpoint.

Remarques. La pression exercée sur les organes de l'abdomen par des corps durs, dans l'exercice de la profession de ce malade, n'avait produit aucun trouble avant la maladie de la poitrine. La susceptibilité des tissus étant accrue par cette maladie aiguë, les effets de la pression habituelle se manifestèrent.

Trois tissus furent spécialement affectés, le tissu nerveux et les tissus vasculaires ; de là l'inflammation qu'indiquait la douleur abdominale que la pression augmentait, et un mouvement fébrile ; enfin, le tissu musculaire dont la contraction antipéristaltique se manifestait par le globe qui remontait dans l'abdomen ; le volume du globe était dû à l'air que la contraction chassait jusque dans l'estomac.

Cette dernière irritation, celle de la fibre musculaire, a été la plus difficile à dissiper. Renouvelée par les alimens et l'exercice, elle ne s'est dissipée que par un régime sévère et le repos.

4.me *Observation*. Antoine Estrassia, âgé de cinquante-cinq ans, de Montluel, faiseur de paniers depuis quinze ans, père de quatre enfans, n'avait point été malade depuis plus de trente ans ; il n'avait eu ni douleur, ni indigestion, ni diarrhée. Malade depuis cinq ans, dans l'automne, en faisant un grand effort, il éprouva subitement une douleur au ventre, et ne put travailler le lendemain. Pendant un mois il ressentit une douleur profonde avec chaleur intérieure, puis la douleur se dissipa. Il allait librement à la selle. L'automne suivante, la douleur reparut de la même manière et dura pendant tout l'hiver; alors les digestions furent troublées, quelques alimens seulement purent être digérés. La maladie eut plus d'intensité les deux hivers suivans. La douleur n'existait que pendant le travail qui était léger; elle était augmentée par un travail plus fort. Il dormait pendant la nuit. Il mangeait et buvait peu; son régime se composait de bouillon de riz, d'eau de riz, de bouillon d'herbe et d'épinard; le mal augmentait dès qu'il s'en écartait; le lait pur le fatiguait; coupé avec de l'eau, il passait très bien. Le pain et les œufs étaient digérés difficilement; il ne pouvait supporter les pommes de terre, et dit qu'il faillit être étouffé par des haricots qu'il ne mangea qu'une fois. Il buvait un peu de vin mêlé d'eau, quelquefois il en était fatigué.

Dans l'été, il était bien pendant plusieurs mois. Au mois de septembre dernier, il eut une

fièvre rémittente-quotidienne, que les douleurs
ordinaires avaient précédée pendant plusieurs
jours ; elle dura quinze jours et se dissipa sans
remèdes. Après la fièvre les douleurs persistè-
rent, et il éprouva, pour la première fois, la sensation d'une boule qui remontait dans le ventre,
sensation qui s'est toujours renouvelée depuis
cette époque.

Il entra à l'Hôtel-Dieu le 10 novembre 1820.
J'observai l'état suivant : visage pâle avec une
expression de souffrance ; maigreur ; abdomen
d'un volume naturel, sans douleur dans l'intervalle des crises : l'épigastre était souple et insensible à la pression ; l'ombilic et l'hypogastre étaient
mous, sans élasticité ; les selles rares, les urines
rouges et en très petite quantité ; il n'en rendait
qu'un quart de verrée dans les vingt-quatre heures.
La respiration était libre ; le pouls petit, lent et
égal.

Le soir, il éprouva une crise qui se renouvela
les jours suivans. Ces crises consistaient dans la
sensation d'une boule qui se manifestait tout-à-
coup, à des heures différentes, souvent le soir ou
au milieu de la nuit ; le globe commençait à la partie inférieure et gauche du ventre, remontait vers
l'ombilic, redescendait au côté droit et remontait

ensuite. Quelquefois il y avait plusieurs boules de la grosseur du poing, qui augmentaient le volume du ventre, et qui, selon l'expression du malade, semblaient se contrarier. Lorsqu'il pressait l'abdomen, les boules changeaient de place ; elles ne remontaient jamais à l'estomac, seulement un peu au-dessus de l'ombilic : la chaleur et l'aigreur s'élevaient jusqu'à l'épigastre ; il rendait alors, pendant un quart-d'heure ou une demi-heure, une très grande quantité de vents, ou il vomissait les alimens et il était soulagé ; les vents qu'il rendait par le bas le soulageaient aussi. Il était ensuite tranquille et il se couchait. Il ne pouvait supporter ni la soupe ni le bouillon de viande. Je prescrivis l'eau d'orge coupée avec du lait, et les lavemens émolliens.

Le malade offrit les mêmes symptômes jusqu'au 20 ; alors il éprouva des coliques continuelles suivies de diarrhée ; chaque jour il vomissait ses alimens ; le globe cessa de se faire sentir. Les alimens ne purent plus être pris, on se bornait à peu de boissons ; la faiblesse s'accrut et la mort eut lieu le 30.

Autopsie le 31. Maigreur, souplesse des membres.

Abdomen. L'estomac, qui avait acquis une

ampleur extraordinaire, occupait l'épigastre, les
deux hypocondres et la région ombilicale. Il contenait de l'air et un liquide grisâtre; les parois
étaient enduites d'une matière grise; elles étaient
d'un gris pâle, et leur épaisseur était accrue dans
toute son étendue, davantage vers la petite extrémité.

L'ouverture du pylore, resserrée du diamètre
d'un canon de plume, était entourée de substance blanche, lardacée et de consistance fibro-
cartilagineuse, du volume d'une petite noix, sans
trace d'altération ni d'inflammation de la membrane muqueuse.

La première moitié des intestins grêles était
contractée, rouge, sans augmentation d'épaisseur sensible de la membrane muqueuse. La
seconde moitié distendue par de l'air, était rouge
par intervalles.

Les portions ascendantes et descendantes du
côlon étaient contractées, rouges extérieure-
ment, grises sur la surface muqueuse. Le cœcum,
l'arc du côlon, sa portion iliaque gauche et l'intestin rectum étaient distendus par de l'air, et de
couleur grise. Les glandes du mésentère étaient
un peu volumineuses et rougeâtres. Une petite
quantité de bile existait dans toute l'étendue du
canal intestinal.

Le foie était très petit, mou, rougeâtre ; la vésicule du fiel distendue par de la bile jaune. Rate très petite ; vessie contractée.

Poitrine. Les poumons et la plèvre n'offraient aucune trace d'altération. Le cœur très petit, infiltré vers son sommet, ne contenait presque point de sang.

Cerveau de consistance ferme, sans trace d'altération.

Remarques. Dans l'observation d'Estrassia, la compression habituelle du ventre par des corps durs a été la seule cause de la maladie, puisqu'avant son apparition, il avait joui pendant long-temps d'une bonne santé. Les écarts de régime auxquels il ne se livrait point, n'ont pu contribuer à la faire naître.

Pendant les quatre premières années, tous les symptômes se rapportaient à la formation du squirrhe.

Le globe antipéristaltique qui s'est fait sentir pendant les derniers mois de la maladie, paraît avoir été causé par la pression et par l'altération organique. Le squirrhe de l'estomac, que nous avons fréquemment eu occasion d'observer, n'est accompagné d'aucune sensation mobile, lorsqu'il est l'effet d'une cause autre que la pression abdominale.

Le développement excessif de l'estomac explique la grande quantité d'air que le malade rendait, et la terminaison du globe antipéristaltique près de l'ombilic, où était descendue la petite extrémité de l'estomac. La marche du globe indique qu'il parcourait d'abord toutes les parties du côlon, puis les intestins grêles.

Les tissus qui avaient été lésés par la pression, sont : 1.º les nerfs, ainsi que l'indique la douleur dans le cours de la maladie ; 2.º les exhalans nutritifs, cause du développement de toutes les tumeurs ; 3.º la fibre musculaire, dont la contraction douloureuse avait lieu de bas en haut.

Le tissu vasculaire de l'estomac n'était point altéré ; celui des intestins l'a été dans les derniers jours de la maladie, comme il l'est consécutivement dans les maladies organiques de la poitrine et de l'estomac.

5.me *Observation.* Jean-Baptiste Jourdan, âgé de cinquante-un ans, d'une forte constitution, ayant les cheveux bruns, éprouva il y a sept ans, en soulevant un fardeau pesant, une violente douleur avec bruit, dans la région des vertèbres des lombes. La douleur violente qui ne diminua qu'au bout de trois mois, se reproduisit avec force dans les années suivantes, surtout lorsqu'un vent du nord froid soufflait.

Elle devint mobile et se porta successivement à l'articulation iléofémorale droite, de manière à rendre la progression difficile, et à l'avant-bras droit. Des vésicatoires avaient été appliqués derrière le bassin.

Entré à l'Hôtel-Dieu le 8 juillet 1820, il ressentait depuis quinze jours une vive douleur à l'articulation iléofémorale droite, que diminua l'action d'un vésicatoire appliqué derrière la hanche. Depuis le même temps il éprouvait la sensation d'une boule qui partait de l'épigastre, montait dans la poitrine avec un sentiment de pesanteur, et se terminait au col, où elle produisait une constriction douloureuse, une sorte de strangulation. La respiration avait lieu, cependant, sans grande difficulté; il n'y avait ni pesanteur ni douleur de tête.

Déjà cette sensation d'un globe avait existé. Elle s'était manifestée il y a deux ans pour la première fois, elle dura trois mois. L'année suivante elle se reproduisit pendant deux mois. Toujours elle parut au moment où les douleurs des lombes se faisaient sentir avec le plus de force. A cha-

cune de ces périodes, elle se renouvelait irré-
gulièrement une ou deux fois par jour, puis
tous les six ou huit jours, enfin, tous les quinze
jours. Le besoin de prendre des alimens la faisait reparaître ; elle se dissipait momentané-
ment aussitôt qu'il avait mangé, ou pris quelque
boisson.

L'abdomen était sans douleur ; il rendait une
selle par jour, les urines étaient libres. Il n'y
avait ni fièvre ni chaleur à la peau. Pendant son
séjour à l'hôpital, le malade s'est bien trouvé
de l'infusion de valériane, des bols de camphre
et d'assa-fœtida. Deux purgations ordinaires le
fatiguèrent beaucoup, et furent suivies d'érup-
tion sur tout le corps.

Sorti le 23, la contraction antipéristaltique
n'existait plus, mais la douleur de la hanche
persistait. Dans ce malade, le globe antipéristaltique n'était point dans les intestins, il n'a-
vait lieu que dans l'œsophage ; il était reproduit
par le besoin des alimens et par la vivacité des
douleurs qui avaient pris le caractère de douleurs rhumatismales, et par une sorte de sym-
pathie musculaire.

MÉMOIRE

LE typhus qui régna à la fin de l'hiver et au printemps de l'année 1823, offre moins d'importance sous le rapport médical, quelque nom qu'on veuille lui donner et quelque doctrine que l'on admette, qu'il n'en présente par l'intérêt local qui se rattache à la salubrité de notre ville.

Les causes qui lui ont donné naissance peuvent se reproduire, et ses effets reparaître avec plus de violence ; il est donc utile de les dévoiler à l'autorité qui veille à la conservation d'une population nombreuse, déjà trop souvent décimée par elles.

Dans le cours des siècles derniers, un grand nombre d'épidémies ont désolé cette cité ; celles de 1533 et de 1628 furent les plus meurtrières.

La première eut lieu sous le règne brillant de François I.er, si fécond pour l'histoire. Cinq an-

nées de chaleurs continuelles détruisirent les ré-
coltes, et avec elles l'espérance des cultivateurs.
La disette, qui fut extrême, fut suivie d'une
épidémie qui mit le deuil dans toutes les familles, augmentée par les alimens de mauvaise
nature, et par une chaleur qui favorisait la putréfaction. Les malades atteints de fièvre putride et de dyssenterie, succombaient en grand
nombre. C'est à cette époque désastreuse que
remonte la fondation de l'hospice de la Charité;
il n'était alors qu'un établissement de secours
que des mains bienfaisantes tendaient à une population privée de subsistances. Il semble que
les actes qui honorent le plus l'humanité soient
réservés pour des temps de malheur, comme un
moyen de consolation.

La seconde de ces épidémies trop mémorables
eut lieu sous le règne de Louis XIII et pendant le ministère d'un homme célèbre qui sou-
mettait à ses vues la politique de l'Europe. Lyon,
désolé par l'épidémie de 1628, décrite par les
historiens et attestée par des monumens, vit
encore sa population diminuer. Une chapelle
fut fondée sur le territoire de Champvert, pour
aider à la piété des citoyens que la peste avait
chassés de la ville. Plusieurs chirurgiens, dont

les noms sont parvenus jusqu'à nous, se distin-
guèrent par les soins qu'ils donnaient aux pes-
tiférés, et gagnèrent ainsi la maîtrise. L'un d'eux,
Jacques Cretenet, institua la congrégation des
prêtres missionnaires de cette ville. C'est l'in-
salubrité des parties basses de la ville, qui pro-
duisit cette épidémie si violente, qu'elle fut décrite sous le nom de peste. Les parties élevées
en furent exemptes. On lit encore au-dessus du
milieu de la rue appelée la Grand'Côte, cette
inscription qui atteste que ses effets furent neu-
tralisés par l'air pur de la Croix-Rousse :

DEI GRATIA NON ULTRA PESTIS. 1628.

Plusieurs fois, depuis cette époque, ce fléau
s'est renouvelé dans notre ville, ainsi que nous
l'apprend l'histoire des épidémies qui l'ont désolée.

Nous allons ajouter une page à cette histoire
des épidémies, en retraçant celle qui se montra
d'une manière moins forte à la fin de l'hiver et
au printemps de l'année 1823. Cette dernière
saison est la seule depuis bien long-temps, où le
nombre des décès ait surpassé celui des naissances, ainsi que nous l'avons vérifié dans les registres de la mairie.

Assez d'événemens se sont pressés de nos jours
pour affliger cette cité, et ajouter à son histoire
l'intérêt qu'inspire le malheur. Ils n'ont que trop
vérifié cette pensée de Montesquieu :

« Heureux les peuples dont l'histoire est en-
« nuyeuse à lire ! »

Causes
de l'épidémie.

C'est dans les premiers mois de l'année 1823
que se firent apercevoir les causes de l'épidémie.
Le mois de décembre qui les avait précédés n'y
eut aucune part. Le vent du nord avait régné
pendant ce mois qui fut froid et sec. Le thermomètre s'était abaissé à sept degrés au-dessous de
zéro. Les maladies inflammatoires dominèrent ;
les phlegmasies aiguës des membranes séreuses
de la poitrine et des muscles de cette région
furent les plus communes. Le mois de décembre
fut donc étranger aux causes de l'épidémie ; il
n'en est pas de même de ceux qui le suivirent.

Pendant les mois de janvier et de février 1823,
les vents de sud et de sud-ouest régnèrent constamment et furent calmes. Le baromètre resta
au-dessous de variable. Il descendit le 2 février
à vingt-six pouces quatre lignes ; on ne connais-
sait pas d'exemple d'un tel abaissement depuis
un très grand nombre d'années. Les pluies fu-

rent continuelles ; les rivières débordèrent. Pendant plusieurs semaines une partie de la ville fut inondée ; on parcourait quelques rues en bateau. Les eaux remplirent les caves, pénétrèrent dans les magasins, refluèrent de toute part dans les canaux où séjournaient les immondices, et se mêlaient aux eaux des fontaines. Les rues basses et étroites étaient pleines de boue. Les maisons noircies par des émanations qui s'accumulent depuis des siècles, absorbaient la lumière du soleil, rendaient le jour sombre et prêtaient à la putréfaction un nouvel aliment. L'humidité et le vent du sud chargeaient l'atmosphère d'émanations putrides ; le vent était calme et l'air n'était point renouvelé. Heureusement nous n'avions pas encore atteint la saison des grandes chaleurs.

Les maladies d'un caractère grave se multiplièrent ; bientôt le bruit d'une épidémie se répandit dans la ville et dans les campagnes voisines. On désignait, comme foyer principal de l'épidémie, quelques rues voisines de l'Hôtel-Dieu, la rue Bourgchanin et la rue Belle-Cordière; plus au nord, la rue St-Marcel et les petites rues sombres qui l'avoisinent.

Comme il est rare que dans le récit des évé-

nemens extraordinaires on garde une juste me-
sure, le mal fut exagéré d'une part, tandis qu'en
sens opposé, des personnes qui ne voyaient point
les malades, niaient son existence.

Vers la fin du mois de février, le nombre des
malades s'accrut dans les salles de l'Hôtel-Dieu;
il devint plus grand dans le mois de mars. Les
registres attestent que dans les autres mois de
l'année il n'y eut ni autant de malades ni autant de morts.

Une proportion égale existait dans la ville;
le deuil se répandit dans les familles, et le nombre des décès, ainsi que je l'ai dit, excéda celui
des naissances.

Si le même temps eût continué, les progrès
de cette épidémie auraient probablement été aussi
effrayans que dans celles qui dévastèrent notre
ville pendant les siècles derniers.

Mais au mois de mars les pluies cessèrent; le
vent du nord souffla, arrêta la putréfaction, renouvela l'atmosphère et dissipa les miasmes éle-
vés dans son sein; le nombre des malades diminua, et l'épidémie fut arrêtée.

Pendant sa durée, nous visitâmes les quartiers
signalés comme le foyer de l'épidémie. Dix-huit
malades existaient dans une seule maison de la

rue Belle-Cordière ; six ont succombé. Dans la cour de cette maison, nous avons vu les mêmes immondices accumulées pendant plus d'un mois, espérant vainement chaque jour qu'on les ferait enlever ; d'autres matières en putréfaction séjournaient dans les égouts voisins, où elles étaient refoulées par les eaux de la Saône débordée.

Deux jeunes Savoyards avaient été transportés dans une des salles confiées à mes soins, et l'on me dit que plusieurs autres étaient malades dans le même appartement, situé aussi dans la rue Belle-Cordière. Je m'y transportai ; huit lits étaient accumulés dans une chambre où la propreté était loin de se faire apercevoir. Je donnai le conseil de balayer, d'ôter le linge sale, de répandre du vinaigre, d'allumer du feu et de tenir les fenêtres ouvertes. L'air fut renouvelé, et ce conseil eut l'heureux résultat que je désirais. Les personnes qui présentaient les premiers indices de la maladie furent bientôt rétablies.

Nous avons indiqué les causes de l'épidémie, nous devons ajouter que ni la misère, ni les écarts de régime, ni les affections morales tristes, n'ont contribué au développement de la maladie. Les personnes que nous avons traitées dans les salles payantes, et celles d'une classe plus fortunée auxquelles nous avons donné des soins hors de l'hospice, n'en avaient point éprouvé les effets. L'air vicié recelait seul la cause du mal.

Il atteignit constamment les adolescens et les adultes des deux sexes, plus les hommes que les femmes. Nous n'avons vu aucun enfant ni aucun vieillard en être affecté; les malades étaient tous doués d'une assez forte constitution.

Marche de l'épidémie.

Voici quelle fut la marche de l'épidémie. A son début, au commencement du mois de février, les symptômes de la maladie furent peu intenses; ils affectèrent d'abord la tête, ensuite l'abdomen.

Les malades éprouvaient des vertiges, une pesanteur de tête avec stupeur et faiblesse générale, une céphalalgie obtuse, ensuite perte de l'appétit; peu de soif; il y avait une légère constipation. Plus tard, un léger météorisme survenait sans douleurs abdominales; la peau était un peu chaude et sèche, le pouls fréquent, mou, un peu élevé. Telle était la maladie dans son premier degré. Cet état variait peu dans son intensité et dans sa durée qui était de plusieurs semaines. Les malades que nous avons eu occasion de voir, au lieu d'être agités, étaient long-temps immobiles avec une sorte d'insensibilité; ils ne recouvraient que lentement leur vivacité naturelle, et restaient indifférens à ce qui se passait autour d'eux. Telle fut la marche de la maladie des deux Savoyards que j'ai cités, et de beaucoup d'autres personnes.

Vers la fin du mois de février, les symptômes se montrèrent avec plus de violence, et dans le mois de mars la maladie parvint à son plus haut degré d'intensité; c'est alors que les malades succombèrent en grand nombre, quelque fût le mode de traitement.

Aux symptômes que nous avons énoncés succédaient l'altération des traits du visage, l'obtusion des sens, l'accablement et la prostration des forces, le délire, la somnolence, les soubresauts des tendons et une insensibilité générale; le pouls, d'abord fréquent et élevé, était ensuite déprimé et mou; la peau chaude et sèche; les conjonctives étaient injectées et la face colorée. La langue était rouge, sèche, sillonnée, puis fuligineuse, ainsi que les dents et les lèvres; l'abdomen météorisé, le plus souvent insensible à la pression; la constipation et la diarrhée bilieuse existaient alternativement; les urines étaient rares, et la respiration un peu gênée.

Dans les malades que nous avons vu guérir,

cessymptômes augmentaient jusqu'à la fin du deuxième ou du troisième septénaire ; ils diminuaient ensuite sans autres crises que le retour insensible des évacuations et des sécrétions à leur état naturel. La convalescence était lente, les malades conservaient pendant long-temps de la faiblesse, l'obtusion des sens et une insensibilité générale.

Les personnes qui ont succombé ont été enlevées dans le cours du deuxième ou du troisième septénaire. Ceux qui n'étaient point saignés, comme ceux qui avaient été soumis à d'abondantes évacuations sanguines, succombaient également. A ce degré de violence, les traitemens, quoique variés, ont été souvent infructueux.

Toutefois, nous avons eu le bonheur de rappeler à la vie des malades qui, dans cette période avancée de l'épidémie, semblaient ne nous laisser aucune espérance. Nous devons les succès que nous avons obtenus à la méthode rationnelle. Les boissons mucilagineuses, acidulées et légèrement aromatisées furent prescrites dans le principe. Les évacuations sanguines modérées étaient ordonnées lorsqu'une pléthore sanguine les indiquait, lorsque le pouls était dur et élevé, ou lorsqu'une congestion existait sur un organe. Les vésicatoires et les rubéfians étaient employés pour réveiller la sensibilité. Les lavemens muci-lagineux ont été souvent administrés pour provoquer l'évacuation des matières que l'inertie des intestins laissait séjourner, et dont la présence favorise les ulcérations des intestins. Vers la fin de la maladie, quelques toniques unis aux mucilagineux dissipaient la faiblesse. Nous n'avons point employé l'émétique à l'Hôtel-Dieu où les malades n'étaient apportés qu'après l'invasion de la fièvre.

Nous nous sommes livrés à des recherches d'anatomie pathologique, dans l'espérance de découvrir au sein de la mort les moyens de conserver la vie. Le système nerveux, qui paraissait le plus affecté pendant la maladie, est celui qui laisse le moins apercevoir ses altérations. Cependant la masse encéphalique était endurcie. Le tissu du cœur était en général ramolli et facile à déchirer. Les intestins grêles étaient ulcérés près de la valvule iléocœcale. Nous avons vu une fois les membranes de l'estomac ramollies et perforées sans trace d'inflammation.

Les deux observations suivantes compléteront le tableau que nous avons rapidement tracé.

Boyer, âgé de vingt-six ans, d'une forte cons-

titution, chapelier, habitant la maison n.º 2 de
la rue de la Barre, éprouva le 20 février 1823,
sans écart de régime et sans avoir commis d'imprudence, une douleur de tête avec vertiges.
On lui pratiqua une saignée de bras, et il reprit
son travail. Mais de temps en temps une céphalalgie frontale, intense, se renouvelait; elle s'ac-
compagnait de faiblesse et d'inappétence. Ces
symptômes ayant beaucoup augmenté, Boyer
s'est alité le 8 mars.

Transporté à l'Hôtel-Dieu, dans la salle St-
Jean, le 10 au soir, il délira toute la nuit. Le
11, il présenta à ma visite du matin, les symptômes suivans : visage exprimant l'inquiétude,
conjonctives injectées; céphalalgie, délire, soubresauts des tendons, mouvemens brusqués,
jactations; langue rouge, sèche; lèvres fuligineuses tremblotantes; contraction spasmodique
du pharinx, et déglutition difficile; abdomen
légèrement tendu, non douloureux; constipation légère; peau chaude et sèche; pouls fréquent et développé. Prescription : une saignée
de bras, petit-lait édulcoré avec le sirop de limon,
tisane de guimauve nitrée.

Le 12, légère amélioration; il n'y eut plus de
délire ni de céphalalgie; l'agitation fut moins

grande; les rêvasseries persistaient; langue rouge, fendue à la surface; pouls fréquent, souple, régulier; même état de la peau; la diarrhée est survenue. Mêmes boissons.

Le 13, délire, céphalalgie; langue plus rouge et plus sèche; lèvres et dents fuligineuses; haleine fétide; pouls fréquent, se laissant facilement déprimer; peau très sèche; épigastre douloureux à la pression. Six sangsues sur l'abdomen et six au cou. Les dernières, qu'on eut peine à arrêter, saignèrent long-temps et donnèrent beaucoup de sang.

Le 14, pâleur du visage, prostration des forces, tremblement des mâchoires, respiration laborieuse. Limonade, tisane de guimauve, boisson gommée et émulsionnée; sinapismes aux jambes.

Le 15, même état, abdomen tendu, constipation. Vésicatoire à une jambe, lavement miellé; oxycrat appliqué sur les tempes.

Le 16, délire; face pâle, abattue; pouls fréquent serré; langue rouge, gercée. Eau gommée, limonade, émulsion; sinapismes renouvelés aux jambes.

Le 17, assoupissement; mouvemens convulsifs des extrémités. Cataplasme émollient sur l'épigastre. Prescript. *idem.*

Le 18, faiblesse plus grande, respiration laborieuse, soubresauts des tendons ; langue noirâtre, sèche ; dents plus fuligineuses ; haleine fétide ; pouls petit, fréquent, mou ; peau humide, visqueuse, et laissant exhaler une odeur fétide. Limonade, bols de camphre, sinapismes, continuation des applications d'oxycrat.

Le 19, état plus grave, prostration, obtusion complète des sens ; pouls plus petit, irrégulier ; peau sèche, diarrhée bilieuse ; tremblement des membres ; point de réponses aux questions qu'on lui adresse. Mort à onze heures du soir, douzième jour de la maladie.

Autopsie. Tête : vaisseaux de la dure-mère gorgés de sang, infiltration légère de sérosité à la surface du cerveau ; les ventricules contiennent une petite quantité de sérosité rougeâtre ; toute la masse encéphalique, surtout la protubérance annullaire, et la queue de la moelle alongée était d'une consistance remarquable.

Poitrine : poumons sans altération apparente. Le tissu du cœur est mou, il se laisse déchirer avec facilité.

Abdomen non météorisé. Muqueuse de l'estomac épaissie et rouge dans la portion voisine du cardia et dans cet orifice, d'un gris brun dans

une grande partie de son étendue. Vésicule du
fiel distendue par une grande quantité de bile
verdâtre ; foie brun autour de la vésicule. Les
intestins grêles contiennent beaucoup de bile.
On aperçoit dans le duodénum quelques points
épaissis ; l'iléon présente vers sa partie inférieure
de petites surfaces épaissies et des ulcérations
près de la valvule iléocœcale ; les ganglions du
mésentère sont engorgés et rouges. La muqueuse du cœcum est aussi épaissie et ulcérée ; les
vaisseaux du mésentère sont injectés. Le côlon
contient une grande quantité de matières consistantes , d'un vert foncé ; sa portion descen-
dente est resserrée. Les autres organes n'offrent
rien de remarquable.

1.° Dans ce malade , les premiers symptômes
se sont manifestés à la tête ; la consistance remarquable du cerveau , et le trouble extrême de
ses fonctions , prouvent qu'il a été primitive-
ment et fortement affecté. 2.° La mollesse du
pouls , et la facilité avec laquelle le tissu du
cœur se laissait déchirer, indiquent que la faiblesse de cet organe n'était pas le simple résultat d'une réaction sympathique. 3.° Les organes
de la digestion étaient fortement altérés.

(2.e *Observation*.) Jean-Marie Selle, âgé de vingt-cinq ans, d'un tempérament sanguin et bilieux, fortement constitué, ouvrier en soie, rue St-Marcel, tomba malade le 25 février 1823.

Entré à l'Hôtel-Dieu dans la salle St-Jean (hommes payans) le 28, il présenta les symptômes suivans :

Décubitus adynamique, céphalalgie frontale, conjonctives injectées, obtusion des sens, rêvasseries; lèvres et dents fuligineuses; langue légèrement sèche, d'un gris noirâtre, rouge sur les bords, tremblotante; quelques nausées; ventre météorisé, légèrement douloureux à la pression; peau chaude et sèche; pouls fréquent, développé, se laissant facilement déprimer; soubresauts des tendons. Prescription : limonade, tisane de guimauve nitrée, julep acidulé, saignée de douze onces; diète.

Le 1.er mars, légère amélioration; l'obtusion des sens est moins marquée; le pouls paraît fort et fréquent. Saignée de dix onces; mêmes remèdes.

Le 2, la céphalalgie n'existe plus, le visage est pâle, les yeux fermés; respiration suspirieuse; langue plus sèche, couverte d'un enduit noirâtre; les fuliginosités sont plus abondantes, l'haleine est fétide ; le ventre météorisé ; la peau sèche et chaude ; le pouls fréquent, souple et régulier. Tisane de guimauve nitrée, infusion de mauve, julep acidulé ; sinapismes aux jambes.

Le 3, même état ; mêmes prescriptions.

Le 4, mêmes symptômes ; congestion cérébrale plus marquée ; rêvasseries. Trois sangsues à chaque tempe.

Le 5, les piqûres des sangsues ont beaucoup saigné ; la tête est plus libre ; la langue est toujours sèche et noire, rouge sur les bords ; la peau est moins aride, le pouls moins fréquent, souple ; quelques soubresauts des tendons ; respiration embarrassée. Limonade, tisane de guimauve, julep calmant.

Le 6, état plus grave ; la prostration est plus grande, le ventre plus météorisé et la respiration plus difficile ; la constipation a fait place à une diarrhée bilieuse abondante. Eau de riz gommée, julep calmant ; sinapismes aux membres inférieurs, vésicatoire à une jambe. Le 7, *idem*.

Le 8, assoupissement plus grand, langue sèche comme rôtie, tremblotante ; diarrhée abondante et fétide ; pouls fréquent et serré ; sueurs visqueuses et d'une odeur fétide. Potion avec l'eau de menthe et dix grains d'extrait de quina, limonade; vésicatoire au bas du sternum.

Le 9, cessation de la diarrhée. Le 10, *idem*.

Le 11, prostration très grande, obtusion complète des sens; pouls petit, serré; sueur visqueuse. Potion tonique, sinapismes aux membres.

Le 12, l'état du malade continue à s'aggraver; même prescription.

Le 13, prostration extrême; accroissement des fuliginosités; respiration laborieuse; ventre tendu, point de selles.

Le 14, les symptômes sont portés au plus haut degré.

Le 15 au matin, dix-neuvième jour de la maladie, le malade succombe.

Autopsie le 16, dans la matinée.

Tête : Vaisseaux de la dure-mère gorgés de sang; infiltration séreuse abondante dans le tissu de la pie-mère; ses vaisseaux sont injectés; quelques points de l'arachnoïde sont épaissis et blancs. Tout l'encéphale est très consistant, surtout la protubérance annulaire et le commencement de la moëlle épinière. Le canal vertébral n'a point été ouvert.

Les viscères de la poitrine ne paraissent point altérés.

Abdomen : Les intestins sont dilatés par des gaz. L'estomac est perforé à sa grosse extrémité, à gauche du cardia ; l'ouverture ovalaire a près de deux pouces dans son grand diamètre ; les bords très minces, réguliers, ne sont formés que par la membrane séreuse; les membranes muqueuse et musculaire n'existaient plus autour de la perforation à une distance de plusieurs pouces; plus loin elles reparaissaient insensiblement sans ligne de démarcation, et elles étaient ramollies, cédant sous l'instrument comme une substance pulpeuse. Toute cette partie de l'estomac était d'un gris pâle; dans d'autres parties on observait des taches rouges avec épaississement de la muqueuse ; quelques points sont d'un gris noirâtre. Partout la membrane muqueuse de l'estomac était ramollie.

L'intestin grêle contenait une assez grande quantité de bile de couleur verte ; vers sa partie inférieure il présentait quelques parties épaissies et des ulcérations ; il était pâle dans toute son étendue.

La face inférieure du foie était de couleur brune autour de la vésicule du fiel, elle adhérait au côlon. Point de trace d'épanchement. Les glandes mésentériques étaient engorgées.

Tous les organes étaient pâles dans ce sujet comme dans celui de l'observation précédente.

Le même jour nous fîmes l'ouverture du cadavre d'un homme mort de la même maladie; il n'avait été soumis à aucune évacuation sanguine, et il avait été traité par l'emploi des toniques.

Comme les deux précédens, il présentait des ulcérations vers l'extrémité inférieure de l'intestin iléon; il y avait cette différence que leur circonférence était très rouge, enflammée; toute la surface intérieure des intestins grêles était rouge sans autre trace d'altération. Les chairs et les organes, au lieu d'être pâles comme dans les deux autres observations, étaient d'un rouge vif; les gros vaisseaux contenaient beaucoup plus de sang.

Application de la doctrine des tissus. Que l'on désigne cette maladie sous le nom de typhus avec Hippocrate, qu'on l'appelle fièvre putride, fièvre pestilentielle avec d'autres auteurs, qu'on lui donne le nom de fièvre adynamique, la nature du mal est toujours la même; les noms plus ou moins heureux sont de pure convention; on s'entend toujours assez lorsqu'on ne veut pas disputer sur les mots.

Ce qui nous importe, c'est de chercher à con-

naître la nature de la maladie, les parties de l'organisation qui sont affectées, et de quelle manière
elles le sont.

Nous n'admettrons dans cette recherche que
ce que les sens peuvent apercevoir et ce qui est
généralement adopté. Nous rejetons toute supposition qui n'aurait pas l'assentiment général. Assez
long-temps la médecine est restée une science
hypothétique; il est à désirer qu'elle prenne
place parmi les sciences exactes.

Quels tissus élémentaires sont affectés dans
cette maladie, et de quelle manière le sont-ils?

Système nerveux de la vie animale. La stupeur, l'obtusion des sens, l'insensibilité générale,
la lenteur des mouvemens et la prostration des
forces sont des signes sensibles d'une diminution
d'action de tout le système nerveux de la vie animale. Cela est incontestable. Les mouvemens in-
volontaires, tels que les soubresauts des tendons,
prouvent l'absence de la volonté, comme le délire léger et taciturne prouve la cessation du jugement, de la raison; il y a donc irrégularité et
faiblesse de l'action nerveuse.

Système nerveux de la vie organique. Nous ne
connaissons les troubles de cette partie du système nerveux que par celui des tissus dont il

règle l'action. Or, l'action des muscles involon-
taires, qui n'a lieu que sous son influence, ainsi
que le reconnaissent les médecins de toutes les
opinions, est encore affaiblie; la mollesse du pouls
indique la faible contraction du cœur; la membrane musculaire des intestins se laisse distendre
par du gaz; son inertie est encore marquée par
la constipation (si elle n'est stimulée par des
fluides irritans), ce qui produit le séjour des
matières épaissies pendant la durée de la maladie. C'est lorsque la convalescence rétablit la
contraction musculaire, que ces matières sont
évacuées.

Nous ne pouvons séparer l'action du tissu nerveux de celle du tissu musculaire, puisqu'elles
sont intimement liées; et comme une chaîne lie
les fonctions de nos organes, l'action musculaire
du cœur dirige celle du système artériel et produit le pouls mou, fréquent, quelquefois irrégulier. Il y a donc aussi faiblesse et irrégularité d'action des filets nerveux qui président à la
contraction du cœur, et de ceux qui règlent sa
nutrition, puisque ses fibres se déchirent aisément.

Les fuliginosités de la langue et des lèvres sont
une altération de la sécrétion ou de l'exhalation
muqueuse; elles sont ordinairement un indice

d'un trouble de sécrétion dans les voies digestives, rendu évident par les diarrhées brunes et
fétides qui ont quelquefois lieu. L'action régula-
trice des nerfs est donc troublée.

Les vaisseaux nutritifs sont altérés dans l'estomac et au-dessus de la valvule iléocœcale, parties où des matières irritantes séjournent; ailleurs ils ne le sont point. C'est aussi, dans ces
parties en contact avec des matières plus ou moins
altérées, que le tissu capillaire est rouge et enflammé; ailleurs il est ordinairement pâle. Le séjour des matières est une cause secondaire, dont
on doit tenir compte. Les ulcérations n'existent
que lorsque la maladie est parvenue à un haut
degré, tandis que le trouble nerveux se fait apercevoir à son invasion et produit les symptômes
du typhus.

Quelquefois il y a accroissement d'action des
vaisseaux sécréteurs de la bile; surtout pendant
les saisons chaudes, ce qui se lie à l'action de la
chaleur et au tempérament bilieux, qui n'est
qu'une prédisposition; l'action du froid et de l'humidité trouble plus spécialement la sécrétion
muqueuse.

L'affection principale réside donc dans le système nerveux; et le mode d'affection est indiqué

par l'espèce de trouble qui existe dans les fonctions. Les limites de ce travail ne me permettent
pas d'étendre davantage ces considérations et d'en
développer les conséquences.

Remarques. Des observations que nous avons recueillies
nous tirerons, sur les causes de la maladie, les
conséquences qui suivent.

Nous ne pouvons douter que la maladie dont
nous venons de donner une description rapide,
n'ait été produite par l'atmosphère viciée au sein
de laquelle vivaient les malades ; ceux que nous
avons examinés ou qui étaient confiés à nos soins
habitaient les quartiers désignés comme siége de
l'épidémie ; nous nous sommes assurés qu'on y
comptait un nombre extraordinaire de personnes
malades, et nous y avons reconnu les causes d'in-
salubrité que nous avons énoncées.

Les écarts de régime n'avaient eu aucune part
à son développement. Elle n'était point le triste
fruit de la misère, puisque ceux des malades
que nous avons traités à l'Hôtel-Dieu étaient
placés dans les chambres payantes, et que nous
l'avons observée chez des personnes fortunées.
La faiblesse et les affections morales ne sauraient
être accusées : la plupart de nos malades étaient

d'une forte constitution et n'avaient été soumis à l'action d'aucune cause de tristesse.

Si l'on ajoute que l'épidémie cessa lorsque le vent du nord vint arrêter la putréfaction et renouveler l'atmosphère, on ne conservera aucun doute sur la cause réelle de la maladie.

Cette cause peut se reproduire; un pareil fléau menace sans cesse notre cité. Pour la garantir, il serait utile que le sol des rues sujettes à être inondées fût élevé; que les égouts, ces funestes réceptacles d'immondices, fussent détruits: lorsque la rivière est basse, ils déposent sur ses bords des matières infectes qui y séjournent; si les eaux de la rivière sont plus élevées que l'embouchure des égouts, les immondices sont retenues. La salubrité publique exigerait des mesures de police plus actives pour maintenir la propreté des cours et des allées.

Les causes d'inondations sont en quelque sorte irréparables; le lit de la Saône est malheureusement et imprudemment rétréci, d'abord par le quai de l'Arsenal, ensuite par le pont de l'Archevêché dont les culées sont trop rapprochées et dont les voûtes à ceintre demi-circulaire, sont en partie baignées dans les grosses eaux. Il n'est pas besoin de connaissances bien profondes en

hydraulique pour concevoir que l'espace que les
eaux perdent en largeur doit être remplacé par
un espace proportionnel en hauteur. Que l'on
rétrécisse encore de moitié le cours de cette rivière, la ville sera submergée. Un escalier à pente
très douce pourrait remplacer tout le quai de
l'Arsenal, et donner plus de développement au
lit de la Saône. Comment ajouter de nouvelles
arcades au pont de l'Archevêché? Le mal est
fait.

A quoi pourrait servir un comité de salubrité
publique, composé en partie d'hommes étrangers
à la médecine, surtout à la médecine des hôpitaux, s'il n'était consulté que sur les changemens
que l'autorité veut faire?

Il est de notre devoir de publier ces réflexions
qui naissent de notre sujet, et qui ont pour mo-
tif la santé des hommes, et de les accompagner
des vœux que nous formons de voir disparaître
les causes qui menacent sans cesse les habitans
d'une cité populeuse.

Tel est, Messieurs, le résultat de nos observations générales, faites dans le laps de deux ans
sur trente mille malades.

Je regrette de n'avoir pu vous faire connaître

toutes les observations intéressantes que m'ont transmises ceux de mes collègues que j'ai cités. Ce discours aurait offert un nouvel intérêt; les limites de mon travail m'ont privé de cet avantage.

La doctrine que j'ai émise sera jugée sévèrement. Ce n'est qu'après avoir professé à l'Hôtel-Dieu de Lyon l'anatomie, la physiologie et la médecine clinique, et après avoir été pendant de longues années médecin de cet hôpital, l'un des plus grands qui existent en France, que je me suis décidé à la publier. Je m'estimerai heureux si quelques hommes de mérite, dont la pensée n'est point asservie, ne la jugent pas indigne de la médecine lyonnaise.

*****

TABLE.

******

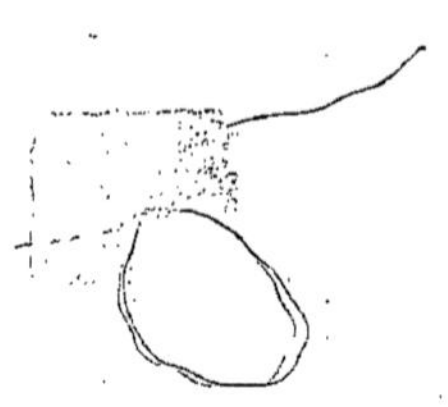